舞台医学入門

Practical Guide to Stage Medicine

監修　**武藤芳照**（東京大学名誉教授）

編集　**山下敏彦**（札幌医科大学教授）
　　　田中康仁（奈良県立医科大学教授）
　　　山本謙吾（東京医科大学教授）

株式会社 **新興医学出版社**

Practical Guide to Stage Medicine

序

芸術活動は，人間が行うもっとも人間らしい活動であるといえます．舞台の上で繰り広げられる音楽や舞踊・演劇などのパフォーマンスは，人々に感動を与え，時に心を癒し，時に心を奮い立たせてきました．

一方，演奏者・演技者にはしばしば高度な技術・動作が要求されます．また，彼ら自らがより高いレベルを希求することにより，身体に過剰な負荷がかかる場合もあります．それらの反復や長期間にわたる継続は，身体に種々の障害をもたらします．また，舞踊・演劇などでは，激しい動きや転落などによる外傷も起こり，時に重大な傷害をもたらすことがあります．

スポーツ活動に伴う障害・外傷を対象とする「スポーツ医学」は，すでに世界的に1つの確立した医療・医学分野となっています．欧米では，スポーツ医学と同様に，音楽や舞踊・演劇などの舞台芸術に伴う医学的問題を対象とする「舞台医学（stage medicine）」が1つの医療分野として認知され，医学会なども設立されています．一方，わが国では，実際には音楽・舞踊等に伴う身体障害に悩む人は多く存在するにもかかわらず，舞台医学の社会的認知度はまだ低いといわざるを得ません．わが国においても，舞台医学にかかわる啓発活動や診療・研究体制の構築を進めていくことは急務であるといえます．

本書は，「舞台医学」を総合的に解説した本邦初の成書です．本書の出版には，わが国において先駆的に舞台医学に関与してきた医療者・研究者や，実際に芸術活動に伴う身体的問題に直面してきた芸術家の方々に参画していただきました．本書により，わが国における舞台医学の現状や課題が浮き彫りとなり，今後の診療体制の確立や治療・予防の進歩，そして社会的認知度の向上につながることを期待したいと思います．そして，多くの音楽家や舞踊家，役者や舞台表現者そして一般愛好家が，より楽しく快適に演奏・演技を続けることができ，より美しいパフォーマンスを発揮することに寄与できれば幸いです．

最後に本書の作成・発刊にご尽力いただいた新興医学出版社の林峰子代表取締役に感謝いたします．

2018年2月

山下敏彦，田中康仁，山本謙吾

執筆者一覧

監修

武藤　芳照　　東京大学名誉教授／東京健康リハビリテーション総合研究所　所長

編集

山下　敏彦　　札幌医科大学整形外科　教授

田中　康仁　　奈良県立医科大学整形外科　教授

山本　謙吾　　東京医科大学整形外科　主任教授

著者（執筆順）

山下　敏彦　　札幌医科大学整形外科　教授

武藤　芳照　　東京大学名誉教授／東京健康リハビリテーション総合研究所　所長

金子えり子　　東京健康リハビリテーション総合研究所

福島（太田）美穂　　fクリニックさっぽろ　副院長

射場　浩介　　札幌医科大学整形外科　准教授

渡邊　祐大　　札幌医科大学附属病院リハビリテーション部　作業療法士

坪山　大輔　　獨協医科大学整形外科　助教

田中　康仁　　奈良県立医科大学整形外科　教授

中田　　研　　大阪大学大学院医学系研究科 健康スポーツ科学講座 スポーツ医学教室　教授

武　　靖浩　　大阪大学大学院医学系研究科 健康スポーツ科学講座 スポーツ医学教室　助教

馬込　卓弥　　大阪大学大学院医学系研究科 健康スポーツ科学講座 スポーツ医学教室　助教

下村　和範　　大阪大学大学院医学系研究科 健康スポーツ科学講座 スポーツ医学教室　特任助教

横井　裕之　　大阪大学大学院医学系研究科 健康スポーツ科学講座 スポーツ医学教室　大学院生

前　　達雄　　大阪大学大学院医学系研究科 器官制御外科学 整形外科　講師

大堀　智毅　　大阪大学大学院医学系研究科 器官制御外科学 整形外科　大学院生

内山　英司　　稲波脊椎・関節病院　副院長

関　　　健　　東京医科大学整形外科　助教

山藤　　崇　　東京医科大学整形外科　助教

依藤麻紀子　　東京医科大学整形外科　助教

鈴木　秀和　　東京医科大学整形外科　兼任講師

遠藤　健司　　東京医科大学整形外科　講師

香取　庸一　　東京医科大学整形外科　臨床講師

山本　謙吾	東京医科大学整形外科　主任教授	
水村 (久埜) 真由美	お茶の水女子大学基幹研究院　教授	
中村　格子	Dr.KAKUKO スポーツクリニック　院長	
中丸三千繪	ソプラノ歌手	
松瀬　学	ノン・フィクション作家	
土原　亜子	運動器の健康・日本協会	
内田　泰彦	健康リハビリテーション内田病院　院長	
柴田　茂守	晴海台クリニック　院長	
松村　崇史	札幌医科大学整形外科　大学院生	
寺本　篤史	札幌医科大学整形外科　講師	
鈴木　智之	札幌円山整形外科病院整形外科　診療部長	
渡邉　耕太	札幌医科大学保健医療学部理学療法第二講座　教授	
逸見　瑠生	札幌医科大学附属病院リハビリテーション部　理学療法士	

目　次

第1章　舞台医学とは

第2章　舞台芸術に伴う外傷・障害への対応

第4章　祭りの舞台医学

JCOPY 88002-776

1 舞台医学入門

札幌医科大学 整形外科　**山下 敏彦**

1. 舞台医学のバックグラウンド

音楽，演劇などの芸術は，古来，世界中で多くの人々に愛されてきた．それらは聴く者，観る者に感動を与え，人々の暮らしに潤いを与えてきた．一方，老若男女を問わず多くの人々が，歌や演奏，踊りを楽しんでいる．

演奏，演技のレベルアップのためには，日々の練習が欠かせない．一流をめざすためには，しばしば幼少期からの厳しく激しい練習・稽古が行われる．その中で，同じ動作の反復や，長期間にわたる継続により身体に種々の障害が発生する．一方，ダンス・演劇などでは，激しい動きや転落などによる外傷（怪我）も起こり，時に重大な傷害をもたらす．

2. 舞台医学とは

舞台医学（ステージ医学：stage medicine）とは，「舞台上で行われる芸術，すなわち演劇，音楽，舞踊など様々な舞台芸術の医学的対応を行う学術的・実践的分野・領域」と定義される[1]．演劇には，ミュージカル，現代劇，歌舞伎などが含まれ，音楽の分野には，歌，演奏，オペラなどがある．舞踊には，クラシックバレエ，社交ダンス，ジャズダンス，ストリートダンス，日本舞踊などがある．このほか，能，狂言，文楽，漫才，落語なども対象といえる．

舞台医学では，上記のような芸術・演芸活動に伴い発生する疾患・外傷に対して，医学的知識・技術，人員，設備等を用いて，医学的管理（診断，治療，リハビリテーション，予防，教育など）を行う．その一方で，医学・医療に対して，舞台芸術を応用する試みもある．すなわち，疾病・障害を有する人に対する舞台芸術を通した治療・リハビリテーションや，一般健常者に対する舞台芸術を通した心身の健康増進などである．このように舞台芸術と医学には二方向性があるといえる（**表1**）[1]．

表1 舞台医学の分野と内容事例

医学の舞台芸術への応用
①舞台芸術家へのアプローチ
❶身体計測，体力測定
❷メディカル・チェック
❸外傷・障害・疾病の診断，治療，リハビリテーション
❹心身の健康管理
❺ストレッチング，アイシング，テーピング，マッサージ等
❻栄養管理
❼障害のある舞台芸術家への対応
②コンディショニングへのアプローチ
❶基礎体力養成
❷心身のコンディション維持・調整
③舞台環境へのアプローチ
❶舞台の施設・設備，スタッフの配置等への対応
❷国内外の旅行への医学的対応
❸自然環境，社会環境への対応
舞台芸術の医学への応用
①一般健常者への舞台芸術を通した心身の健康増進
②疾病・障害を有する者へ舞台芸術を通した治療・リハビリテーション

（武藤ら：Practice of Pain Management 6：76-80，2015[1] より引用）

3. 舞台医学の治療対象

舞台医学の治療対象は，スポーツ医学と同様に「障害」と「外傷」に分けられる．オーバーユースによる「障害」としては，演奏家における手指や手関

節部の障害や，バレエダンサーにおける足部障害などがある．「外傷」としては舞台やせりからの転落や，ダンサーの着地時の膝・足関節靭帯損傷などが挙げられる．一方，特に音楽家の場合，心理的ストレスが原因となり，思い通りの動作ができなくなる「フォーカル・ジストニア」も問題となる（**表2**）[2,3]．

芸術を用いた医療の代表として，音楽療法がある．音楽療法の対象となるのは，認知症，脳外傷・脳梗塞・脳出血後の高次脳機能障害，自閉症，発達障害，不登校児，薬物乱用者などである．また，音楽を聴くことやダンスをすることは，健常人のリラクゼーションやストレス軽減だけでなく，うつ状態の改善に用いられることがある．

4. スポーツ医学と舞台医学

現代社会においてスポーツ医学はすでに広く認知されている．スポーツ障害・外傷に対する医学的対処法や予防に関する多くの研究が行われ，スポーツ関連学会の設立，スポーツドクターやアスレチックトレーナー制度の構築など，すでに一つの確立された医学分野となっているといってよい．その対象は一般スポーツ愛好家からトップアスリートまで幅広い．また，スポーツは健康増進や疾病予防のための手段としても積極的に取り入れられている．今後は，舞台医学についても，同様に治療体系や診療・教育システムが確立されていくことが望まれる．

5. 舞台医学の現状と展望

欧米では，音楽やダンスと医学に関連する学会や団体が設立され様々な活動が行われている．International Association for Dance Medicine & Science（IADMS：アメリカ）は，1990年に設立されたダンス関連の身体障害を研究する国際学会で，現在では35ヵ国からの900人を超す会員を擁している．学会誌として Journal of Dance Medicine & Science（JDMS）を発行している．音楽家の障害に関する学会としては，German Association for Music Physiology and Musician's Medicine（DGfMM：ドイツ）などがある．Performing Arts Medicine Association（PAMA：アメリカ）は音楽・舞踊の両方を対象としている．一方，音楽の医療への応用を研究する学会として，International Association for Music & Medicine（IAMM：アメリカ）があり，学会誌 Music and Medicine Journal を発行している．

一方，わが国においても，これまで「芸術家のくすり箱」（東京）をはじめとするいくつかのグルー

表2 舞台医学の治療対象となる主な障害・外傷

音楽	手部腱鞘炎，腱炎	ピアノ，ギターなど
	DIP，PIP，CM 関節 OA	ピアノ，バイオリンなど
	絞扼性神経障害	ギター，バイオリン，フルートなど
	肩関節周囲炎	バイオリン，ギター，チューバなど
	母指 IP 関節胼胝	オーボエ，クラリネットなど
	フォーカル・ジストニア	ピアノ，ギター，クラリネットなど
	頚椎症	ドラムなど
舞踊	足関節捻挫 腰痛 膝靭帯損傷 外反母趾	すべての舞踊
	頚椎症	ストリートダンス，ジャズダンスなど
	手関節捻挫，腱鞘炎	ストリートダンス
	三角骨障害 モートン病 長母指屈筋腱炎	クラシックバレエ
	股関節障害	クラシックバレエ，ストリートダンスなど
演劇・舞踊	骨折，脊髄損傷	転倒，舞台・せり等からの転落

DIP：遠位指節，PIP：近位指節，CM：手根中手，OA：変形性関節症．

プが，芸術にともなう障害に関する研究や診療に取り組んできた（次項『わが国における「舞台医学」の現状と課題』参照のこと）．今後は，舞台医学の必要性がさらに広く国民に認知されるとともに，全国的なレベルでの研究者，医療従事者間の連携や情報交換・共有が進むことが望まれる．

わが国においても，舞台芸術に関連する医学的研究・診療体制がさらに充実することにより，舞台芸術家たちがより美しく高度なパフォーマンスを発揮し，また，一般の音楽・舞踊愛好家がより楽しく芸術活動を行うことに寄与するものと期待される．舞台医学は，人々の生活の質（QOL）を向上させ，ひいては文化の発展に貢献できる医学分野であるといえる．

文　献

1) 武藤芳照, 金子えり子, 福島（太田）美穂：わが国における「舞台医学」の現状と課題. Practice of Pain Management 6 : 76-80, 2015
2) 尼子雅敏, 根本孝一, 有野浩司：音楽家の手・上肢障害. Practice of Pain Management 6 : 82-86, 2015
3) 田中康仁：ダンスにおける足・足関節傷害. Practice of Pain Management 6 : 88-92, 2015

2 わが国における「舞台医学」の現状と課題

東京大学名誉教授／東京健康リハビリテーション総合研究所　**武藤 芳照**

東京健康リハビリテーション総合研究所　**金子 えり子**

ｆクリニックさっぽろ　**福島（太田）美穂**

1.「舞台医学」研究会の発足 [1]

2014年2月7日の札幌市で，「第1回運動器サイエンス＆アート研究会」（代表世話人：山下敏彦 札幌医科大学整形外科学講座教授）が行われた．事実上，わが国初の「舞台医学」（ステージ医学：Stage Medicine）に関する学術研究会である．ピアニストやギタリストの手指障害の手術症例に関する一般演題2件，共同代表世話人でもある田中康仁教授（奈良県立医科大学整形外科）による特別講演「各種ダンス・舞踏における足・足関節傷害の診断と治療」に加えて，パネルディスカッション「わが国におけるStage Medicineの重要性」では，山下教授の座長の下，ソプラノ歌手 中丸 三千繪さんと田中教授，筆者の一人，武藤の三人が意見を交わした [2]．

中丸さんは，オペラ歌手としては，喉よりもむしろ運動器に対する負荷が大きく，アスリート同様の健康・体力管理が必要であること，「（オペラ歌手は）太ったほうがよい」，「冷たいものは禁物」などの日本で教わった常識が，欧米に渡って間違いであることを教わったこと，舞台にはトレーナーの存在が大切なこと，日本で舞台への医学的指導・支援が得られれば，芸術家のレベルも上がることなどを述べた．

武藤は，ある指揮者の頸部の痛みの症例について語った．東京でオペラ公演中の欧州の著名な指揮者が病院のスポーツ外来にやって来た．「指揮をしていたら首が痛くなった」と言う．変形性頸椎症で

あった．聞けば，オーケストラ・ピットの中，指揮台に乗って，指揮中は首を後ろに反らせた状態で，これを毎日長時間続けたのが原因と思われた．舞台の関係者と相談し，指揮台の高さを上げるよう調節してもらい頸椎の負担を軽くすると共に，毎日理学療法のために通ってもらった．その結果，東京での公演最終日まで仕事を全うできたという例である．

このような舞台の芸術活動にかかわる運動器の痛みや障害，各種疾病の事例は，どの病院や診察所でも経験されるが，それらを収集・整理・分析して体系化する学術組織としての本研究会の意義が大きいことを述べた．

この研究会の前には，2006年，第49回日本手の外科学会（会長：浜松医科大学整形外科 長野 昭教授）で，それまでほとんど取り挙げたことのなかった音楽家に発生する手・上肢の障害をテーマとして，シンポジウム「Musician's Hand」が行われた．ピアニストでは，オクターブや和音演奏時に多発し，音楽家の手の動作の特性を明らかにすることが重要であること，管楽器演奏のオーバーユース，ミスユースを避けること，バイオリンでは肩当て，持ち方の工夫などでも改善することや疾患は左に集中することなどの知見が報告・論議されると共に，患者としての音楽家の教えに誠実に耳を傾けることや医療界・音楽界へのこうした障害の啓発が必要であることが示された．

第1回研究会に引き続き，第2回研究会は，2015年，正式に「舞台医学（Stage Medicine）研究会」と

銘を打った形で初めて奈良市（世話人：田中康仁 奈良県立医科大学教授）で開かれた.

ミュージシャンハンド，パフォーミングアート，コンディショニング，中丸三千繪さんによるオペラ歌手の自己管理にかかわる講演と舞台医学の今後の展開についての討論が行われた.

第3回研究会は，2016年，新たに世話人に加わった山本謙吾 東京医科大学教授が主管し，東京で開催された. 長年，歌舞伎役者の健康管理に従事してきた市川尚一医師（東京都中央区医師会会長）による「歌舞伎役者の健康管理」[3]と，女優 松金よね子さんの対談形式による舞台上の健康課題にかかわる講演のほか，バレエダンサーの障害，オペラ歌手の健康管理（パート2）の発表が行われ，舞台医学らしい広がりを見せた.

第4回研究会は，2017年，再び札幌市で，山下敏彦 札幌医科大学教授が世話人となり，バレエ，ダンスを主体とした発表と講演，および，音楽家の手の障害にかかわる講演が行われ，それぞれ，長年の運動器研究や臨床経験，症例検討の知見が披瀝され，

表1 舞台医学（Stage Medicine）研究会　小史

	第1回	第2回	第3回	第4回
日時	平成26年2月7日（金）	平成27年3月7日（土）	平成28年1月19日（土）	平成29年3月11日（土）
場所	札幌プリンスホテル	奈良ホテル	京王プラザホテル	札幌グランドホテル
	【一般演題】 座長 札幌第一病院 青木 光広先生 『Musician's hand の治療成績』 留萌市立病院 花香 恵先生 『両側拇指延長を行ったギタリストの一例』 奈良県立医科大学 吉良 務先生 【特別講演】 座長 羊ヶ丘病院 倉 秀治先生 『各種ダンス・舞踊における足・足関節傷害の診断と治療』 奈良県立医科大学 田中 康仁先生 【パネルディスカッション】 座長 札幌医科大学 山下 敏彦先生 『我が国における stage medicine の重要性』 奈良県立医科大学 田中 康仁先生 日本大総合研究所 武藤 芳照先生 ソプラノ歌手 中丸 三千繪さん	【一般演題】 座長 奈良県立医科大学 面川 庄平先生 『ミュージシャンハンドの病態と治療』 札幌医科大学 射場 浩介先生 東京女子医大青山病院 酒井 直隆先生 座長 札幌医科大学 寺本 篤史先生 『パフォーミング アートによる膝傷害の病態と治療』 大阪大学 田中 研隆先生 座長 奈良県立医科大学 小川 宗宏先生 『舞台に役立つコンディショニング方法』 Dr. KAKUKO スポーツクリニック 中村格子先生 座長 札幌医科大学 渡邉 耕太先生 『背中呼吸で手に入れる健康で美しい身体〜オペラ歌手の自己管理〜』 ソプラノ歌手 中丸 三千繪さん 座長 日本大総合研究所 武藤 芳照先生 『舞台医学の今後の展開について』 有馬医院 院長 蘆田 ひろみ先生 東京医科大学 山本 謙吾先生 奈良県立医科大学 田中 康仁先生 札幌医科大学 山下 敏彦先生	【session 1】 座長 札幌医科大学 山下 敏彦先生 テーマ 〜舞台医学における疼痛治療〜 『YOSAKOI ソーラン演舞者における下肢障害』 札幌医科大学 松村 崇史先生 『外反母趾術後に踊れなくなったバレリーナの一例』 奈良県立医科大学 坪山 大輔先生 『バレエダンサーの股関節唇損傷に対する股関節鏡視下手術〜疼痛管理を含めて〜』 東京医科大学 整形外科学分野 山藤 崇先生 【session 2】 座長 奈良県立医科大学 田中 康仁先生 『オペラ歌手の自己管理パート2〜オペラ歌手の問題点』 ソプラノ歌手 中丸 三千繪さん 【session 3】 座長 東京医科大学 山本 謙吾先生 『歌舞伎役者の健康管理』 市川医院 市川 尚一先生 【session 4】 座長 日本大総合研究所 武藤 芳照先生 『女優の演技と運動器の痛み』 女優 松金 よね子さん	【一般演題】 司会 東京医科大学 整形外科 主任教授 山本 謙吾先生 『バレエダンサーに生じた膝蓋骨脱臼の治療経験』 奈良県立医科大学整形外科 小川 宗宏先生 『バレエダンサーの脊椎矢状面アライメントと股関節痛の関連』 東京医科大学 整形外科 関 健生先生 『ダンス競技による ACL 損傷の特徴と術後競技復帰〜手術と疼痛管理，リハビリを含めて〜』 札幌医科大学 整形外科 森 勇太先生 【特別講演Ⅰ】 司会 奈良県立医科大学 整形外科 教授 田中 康仁先生 『身体運動科学からみたダンス傷害予防の可能性』 お茶ノ水女子大学 基幹研究院 准教授 水村 真由美先生 【特別講演Ⅱ】 司会 札幌医科大学 整形外科 教授 山下 敏彦先生 『音楽家の手の障害』 永仁会入間ハート病院副院長／防衛医科大学校名誉教授 根本 孝一先生

基礎研究との連携の重要さや一つひとつの症例の積み重ねが，舞台医学の発展に必要であることが認識された．

　第1回から第4回のプログラム内容を**表1**にまとめた．学術研究と臨床医学の実践は，こうした地道な研究会を継続していくことで，着実に進化・充実していくことを物語っている．

2. 舞台医学とは

①舞台医学の分野・内容

　舞台医学，ステージ医学（Stage Medicine）は，舞台上で行われる芸術，すなわち，演劇（歌舞伎，新派，現代劇，ミュージカルなど），音楽（歌，演奏，オペラなど），舞踏（バレエ，日本舞踊，民族舞踊など），能，狂言，文楽，落語など，さまざまな舞台芸術の医学的対応を行う学術的，実践的分野・領域を表現している．

　舞台医学には，前項**表1**に示すように二面ある．一つは，舞台芸術への医学の応用であり，もう一方は，医学への舞台芸術の応用である．前者は，医学の知識・技術・経験，施設・設備，人員，ネットワーク等を舞台芸術に応用して，医学的管理（診断，治療，リハビリテーション，予防，健康教育など）を行うものである．後者は，医学の分野・領域，とりわけ治療・リハビリテーションおよび予防に舞台芸術を応用して，他の手段・方法では得られにくい新たな効果を見出そうとするものである．

②舞台医学，ステージ医学（Stage Medicine）とスポーツ医学（Sports Medicine）との比較

　舞台医学の主体は，舞台上で演ずる，歌う，奏でる，踊るなどのさまざまな身体表現を行う舞台芸術家であり，「アーティスト」（アートの表現者）である．立つ，座る，歩く，走る，跳ぶ，回る，発声する，上肢を多彩に動かすなどのそれぞれの身体表現を通して，観客，聴衆などの心に訴え，感動をもたらすことが求められる．そのために幼小児期から，極め

て長い指導・教育・修練，トレーニングが継続され，新しい課題ごとに日々長時間の訓練が行われる．

　そうした舞台芸術家の活動に医学的対応を導入して，より健康な状態でそれぞれの身体表現がさらに充実・進化するように働きかけ，舞台芸術，ひいては文化の発展に寄与するのが舞台医学の役割である．そうした活動を積み重ねることによって，医学そのものもより広く，より深く発展・進化するとともに，舞台芸術と医学との間にかけ橋となる良き人材が生まれ育ち，新たな人的交流も広がり，双方の分野・領域の充実・発展に結びつくであろう．

　一方，スポーツ医学の主体はスポーツ選手・スポーツ実践者であり，技術の向上，勝利や記録の向上のために長年にわたって練習・トレーニングが継続され，日々長時間の訓練が行われる．そうしたスポーツ現場に医学的対応を導入して，心身共により健康な状態で，それぞれの身体能力が最高のレベルで発揮されるように働きかけ，スポーツの発展に寄与するとともに，スポーツを医学分野に応用するのがスポーツ医学の役割である．国内外ともに，スポーツ医学の教育・研究・実践には長い歴史と実績の積み重ねがあり，数多くのスポーツ医やスポーツ・トレーナー，スポーツ栄養士，スポーツ・カウンセラー，スポーツ・ファーマシストなどの専門家が活躍している．

　今後，舞台芸術の医学的対応を専門とする舞台医（ステージ・ドクター）や，舞台トレーナー（ステージ・トレーナー）等の専門家の養成，舞台芸術家の医学的事象の事例の収集・整理・分析，スポーツ・クリニック同様の「ステージ（舞台）・クリニック」の設立とネットワークづくり，研究会・学会の拡充など，行うべきさまざまな課題・目標がある．舞台芸術そのものがそうであるように，一つひとつの場面を丹念に連ねていくことによって，いつか舞台医学という壮大な作品としての学問体系が構築されるであろう（**図1**）．

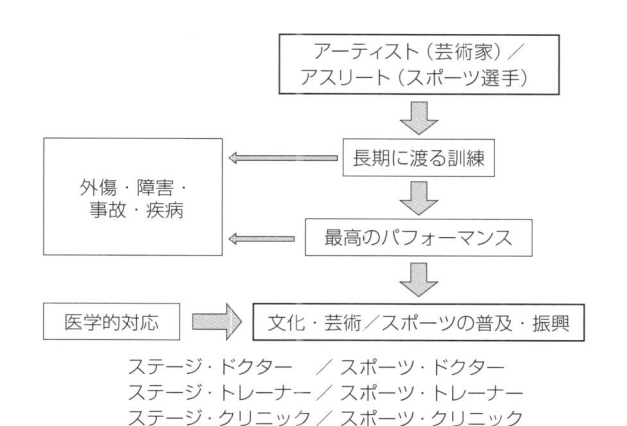

図1 舞台医学とスポーツ医学との比較

3. 舞台医学に関する近年の話題・事例

①舞台芸術家の外傷・障害・事故・疾病について

【北海道（旭川市生まれの札幌育ち）出身のバレエダンサー・振付家の熊川哲也】

2007年5月15日（当時35歳）に，札幌市で行われた『海賊』の公演中，ジャンプの着地の際に右膝を捻じり，公演途中で降板．右膝関節前十字靱帯損傷で手術を受け，2008年3月の新作『ベートーヴェン 第九』で復帰．

⇒激しいスポーツ中に起こる膝関節前十字靱帯損傷が，バレエの跳躍動作にともなって発生した例．高度な身体能力と外傷予防の工夫が必要．

【故人の女優・森 光子（満92歳 没）】

舞台劇『放浪記』（脚本・演出，菊田一夫による初演1961年から通算2,017回）の名場面，木賃宿でのでんぐり返り．70歳代になって始めた1日150回のヒンズー・スクワットなどで体調管理をしていたが，2008年87歳の公演ででんぐり返りを封印した．初期には3回転，通算では2,800回以上回った．

⇒女性高齢者で加齢に伴う骨量低下・骨粗鬆症はおのずとあり，でんぐり返りという脊椎屈曲位でのスピードのある回転運動は，脊椎圧迫骨折のリスクがきわめて高く，封印の判断はきわめ

て適切であったと考えられる．

【歌舞伎俳優・市川染五郎（当時39歳）】

国立劇場で舞台公演中に奈落に転落し，右側頭部および右半身打撲，右手関節骨折．（2012年8月27日）

⇒予期せぬ位置にあった奈落に転落したが，右手を床面に着いて全体重を支えることができた．骨折はしたものの，頭部打撲や全身打撲による生死にかかわる最悪の事態は回避した．幼小児期からの役者としての厳しい訓練による身体能力が実証された．

【「役者はアスリート．動く楽器」という俳優・仲代達矢[3]】

・「役者には，モノ言う術があります．状況によって，音を変えていく．演劇というのは音楽に似ている．間のとり方，音の高低…．役者は"動く楽器"である，というのが私の持論なんです」

・「モノ言う術だけでなく，もちろん動きも大事です．反射神経とか，膝がやわらかいとか，肩がやわらかいとか．身体能力というものが，（演技の）約70％を占めます．ですから，役者になろうと思ったときから，常に肉体訓練をしてまいりました」

・「20回は落馬して，肋骨はほとんど折りました」

⇒役者は，アスリート同様の身体能力＋音楽性が必要であるとともに，乗馬のような危険な動作による外傷もしばしばきたす．

【歌舞伎座を見守り続ける銀座の開業医・市川尚一氏[4]】

「歌舞伎座の往診は，わからない人にはできません」．「往診して注射をすることも結構ありますが，舞台の上で見得を切ったり，叫んだりするので，出血しないようにしっかり止血することを第一に考えます．

【女優・天海祐希（当時45歳）】

心筋梗塞で入院・治療．東京芸術劇場での舞台『おのれ ナポレオン』（三谷幸喜作・演出）に出演していたが，終演後「からだがだるい」と訴え，そのまま入院し，降板．（2013年5月6日）

⇒舞台，特に初演に伴う興奮と緊張と集中的な稽古の連続による心身の疲労，加えて舞台上での大汗による脱水等が複合して，スマートな身体の40代女性の心筋梗塞を招いたと推察される．

【歌舞伎俳優・片岡仁左衛門（当時69歳）】

「右肩腱板断裂」で手術へ．2012年から痛めていたが，悪化したため，手術に踏みきり，リハビリテーション後に復帰を図る．（2013年10月4日）

⇒舞台上のさまざまな所作が，スポーツ選手の外傷・障害と同様のメカニズムでの肩関節損傷をきたした．

【歌舞伎俳優・松本幸四郎（当時71歳）】

国立劇場で，『一谷嫩軍記（いちのたにふたばぐんき）』の主人公熊谷直実役を演じ，花道上で黒子2人が演じる馬から3m下の客席に転落したが，無傷だった．（2013年10月24日）

⇒70代男性，日ごろの稽古の積み重ねにより，優れた体力・運動能力が保たれ，転落直後の瞬時の適切な防御動作が可能だった．

【ラフマニノフの手[5]】

世界的に著名なピアニストであり作曲家のラフマニノフ．彼のピアノ協奏曲第2番は，世界の三大ピアノ協奏曲の一つとされているが，難曲として知られている．通常の手の大きさのピアニストでは弾くことが困難な箇所があり，色々な工夫をしてかろうじて演奏するようだ．実はラフマニノフはマルファン症候群*であり，そのために高身長（192cm），手を拡げると母指 - 小指間27cmのクモ手，さらに全身の関節の弛緩性があり，彼にしか弾くことができないピアノ協奏曲とみなされる．

（*マルファン症候群：遺伝性疾患で，高身長，クモ指，関節弛緩などの骨格の異常や心血管系・眼の異常などをきたす症候群）

【俳優，演出家・中嶋しゅう】

舞台から落下．映画『日本のいちばん長い日』の東條英機役など，舞台，テレビなどの作品にも数多く出演した俳優・演出家の中嶋しゅう（69歳）が，

2017年7月6日（木）（初回），出演中の舞台『アザー・デザート・シティーズ』（寺島しのぶ主演，東京芸術劇場シアターウエスト）で，高さ75cmの舞台から客席へ前のめりになって落下して病院へ救急搬送されたが，翌日に死亡．当初，頭部を強打したためとも報じられたが，急性大動脈解離だった．

⇒舞台から落下して死亡ではなく，死に至るほどの重大な疾病が舞台で発生した結果，落下したものとみなされる．

【歌舞伎・俳優：市川猿之助（当時41歳）】

東京・新橋演舞場で2017年10月9日（月），主演舞台のスーパー歌舞伎「ワンピース」のカーテンコール中，舞台花道にあるせりに乗って降りる時に衣装の左袖が巻き込まれ，左腕を骨折．

②障害のある舞台芸術家への対応

【左手のピアニスト・智内威雄】

病気やケガで片手を使えない人や愛好家らによる片手でピアノを弾く演奏会，「ワンハンド・ピアノフェスタ」が2013年9月に，東京・江東区で初めて開かれた．左手のピアニスト智内威雄（37歳）が代表を務める「『左手のアーカイブ』プロジェクト」が主催．智内氏は，局所性ジストニアにより左手で演奏するようになったが，そのことにより，「意識的に脱力することを覚え，かつ両手で弾いていた時よりも，今の方が充実感がある」[6]

⇒第一次大戦後，右手を負傷したピアニストのための数多くの曲が作られた歴史がある．脳出血で右半身不随になった舘野 泉氏らも積極的に左手でピアノ演奏する公演活動を続けており，ラベルの「左手のためのピアノ協奏曲」は「すっかり体の一部になった」と語っている．リハビリテーション医学の領域を超えた，芸術の新たな展開として広がっている．

【義足の歌舞伎役者・菊月喜千寿】

現役歌舞伎役者でただ1人，義足で舞台に立つ菊月喜千寿（53歳）が主演を務める．壊疽により，右膝から下を切断．歌舞伎につきものの正座ができる

特性の義足を装着.（2014年3月）

　⇒初めて義足を付けた日本人は，幕末から明治期に人気を集めた立女形（たておやま）三代目澤村田之助.同じ歌舞伎の世界の舞台芸術家と義肢との関係が，リハビリテーション医学の領域を広げると共に，舞台医学の新たな道を拓く.

4. 舞台医学の展望

　今後の舞台医学という学問領域の発展のためには，スポーツ医学の発展・充実の歴史がそうであったように，整形外科医のみにとどまらず，多領域の臨床医学，バイオメカニクス，運動生理学，運動心理学等の医師，理学療法士，作業療法士，看護師，管理栄養士，研究者，実践家，ジャーナリストなどが参集して，定期的な研究会を開催すると共に，いつかそれを学会化し，本格的学術雑誌を発刊して，学術的・文化的・社会的活動を拡充することが期待される.ステージ医，ステージ・トレーナーの養成も学会の使命の1つとなろう.

　また，それとともに，東京，奈良，札幌などの大学病院や総合病院の中に「舞台（ステージ）・クリニック」を開設し，全国の専門医が連携・協力して，国内外の舞台芸術家の運動器の痛みや外傷・障害，疾患などの診断・治療・リハビリテーション予防に対応する仕組みを形成することを希望している.また，スポーツ医学でのチームドクター，チームトレーナーのように，舞台芸術家の国内外の公演に，必要に応じてステージ医，ステージ・トレーナーを派遣帯同できる体制づくりも望まれる.

　舞台の医学を追究・進化することにより，医学の舞台もまた進化・発展すると共に，舞台芸術と文化の発展にも寄与できると確信している.

文　献

1) 武藤芳照, 金子えり子, 太田（福島）美穂；わが国における「舞台医学」の現状と課題　Practice of Pain Management 6（2）: 76-80, 2015

2) 岩本　進：北海道新聞, 2015年3月5日, 「舞台医学」日本初の研究会

3) 巻頭インタビュー「私と運動器／仲代達矢さん」. Moving 8 : 1-3, 2013

4) 人・市川尚一さん. 日本医事新報, No.4645, 2013年5月4日号

5) ラフマニノフとMarfan症候群. 整形外科, 66（9）: 1042, 2015

6) 巻頭インタビュー「私と運動器／智内威雄—左手のピアニスト」. Moving 12 : 1-2, 2014

1 音楽家の手（ミュージシャン ハンド）のメカニズム，診断，治療とリハビリテーション

札幌医科大学整形外科　**射場 浩介**

札幌医科大学附属病院リハビリテーション部　**渡邊 祐大**

1. 楽器演奏による手の障害

音楽家の手に生じる障害は，楽器演奏によるもの，音楽家に発生した疾患・外傷によるもの，心理的要因によるものの3つに分けられる．楽器演奏による障害は主にオーバーユースに起因するが，楽器演奏家にとって長期間の安静治療は，その演奏レベルを維持するために困難な場合が多い．一方，演奏では繊細な手の動きが要求されるため，治療計画を立てる際には，病態の把握・診断・治療方法の決定に特別な配慮を要する[1]．欧米では1980年代から音楽家医学の学会が設立され，手の障害に関する多くの研究結果が臨床に生かされてきた[2,3]．本邦では音楽家の手の障害に関する診療の歴史は浅く，専門的診療が可能な施設は非常に限られている[4～8]．今回は音楽家の演奏による手の障害を中心に，筆者らの一般手外科外来における診療時の留意点について概説する．

2. 一般手外科外来での診療における留意点

①医療者側が楽器や演奏法を知る必要がある

患者が楽器演奏時の指の痛みを訴えて外来を受診した場合，どのような楽器を演奏しているか問診する．演奏楽器がピアノやフルート，トランペットであれば誰でもすぐに演奏方法が想像できる．しかし，「ファゴット」といわれてすぐに楽器とその演奏法をイメージできる整形外科医はどのくらいいるだろうか？　筆者の経験では，楽器や演奏法を知らなければ診療はできない（**図1**）．

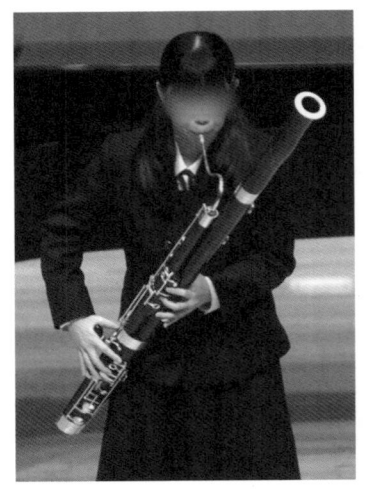

図1 ファゴット

また，同じ楽器を使用して同じ曲を同じように演奏した場合においても，肢位のわずかな違いで手にかかる負荷が異なる．自験例ではあるが**図2a**はHeberden結節による演奏時の手指関節痛を主訴に受診したピアニストである．診療を続ける中で，ピアノで同じ曲を演奏する場合においても，前腕を低くして演奏する場合（**図2b**）と，前腕を高くして演奏する場合（**図2c**）で指関節にかかる負荷が異なることがわかった．演奏による手の障害の大部分はオーバーユースによるものであり，同じ演奏においても手指への負荷を軽減する肢位を検討することは症状の改善につながる[1]．このことは運動器のスポーツ障害に対する治療方法と類似している．野球投手の肘関節障害を治療する場合，保存的治療方法として投球フォームの改善による肘関節への負荷を軽減させることが重要となる．楽器演奏家において

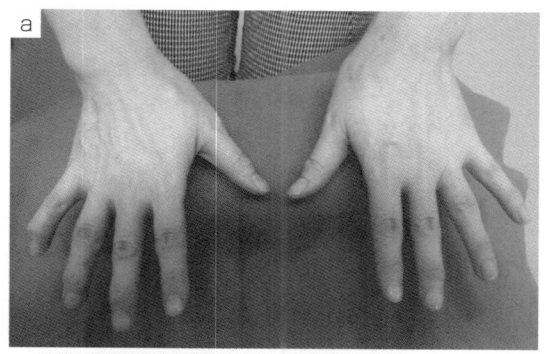

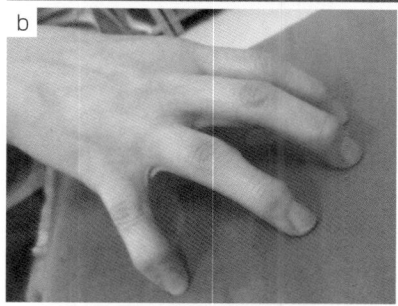

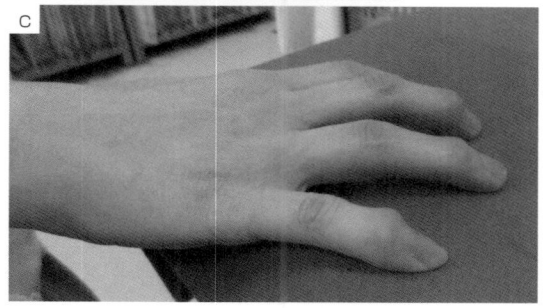

図2 Heberden 結節による関節痛を訴えたピアニスト

a：Heberden 結節，b，c：ピアノ演奏時の肢位．

も演奏フォームを改善することで演奏時の手指への負荷を軽減することが有用な治療方法の1つと考える．以上より，音楽家の楽器演奏による手の障害を診療する場合には，楽器や演奏方法を十分に理解することが必要である[5]．

②症状や病態が多様

楽器演奏による手の障害の診断では，障害組織と障害原因が多様であることより（**表1**），その病態と症状が多様となる．また，同じ演奏楽器による障害においても種々の病態を呈する[4]．

表1 楽器演奏による上肢の障害

障害組織	障害原因
関節	一般的なオーバーユース
腱，腱鞘	楽器の特性
筋	演奏曲の特徴
神経	

（根本孝一，酒井直隆 編著：音楽家医学入門．協同医書出版社，東京，2013）

③楽器や演奏レベルにより治療法を選択

音楽家の手の障害の治療では外科的治療の適応となる症例が比較的少ない．その理由として，主な原因がオーバーユースによる障害であるため安静や装具・薬物治療で対処可能な場合が多いこと，外科的治療では繊細な動きを要する手指への侵襲が大きいこと，術後の後療法のために長期の演奏中止期間が必要なこと，患者の術後成績に対する期待と外科的治療で期待できる効果の間で乖離ある場合が多いことなどが挙げられる[4]．一方，関節固定手術など術後に手指関節の可動域制限が生じるような外科的治療法を選択する症例もある．

症例は57歳女性，ピアノ教室の講師．ピアノ演奏時の左母指基部痛を主訴として受診した．特にオクターブ奏法時の強い母指基部痛により，鍵盤を強く叩く演奏が困難であった（**図3a**）．X線検査で左母指 CM 関節に変性変化を認め，左母指 CM 関節症と診断した（**図3b**）．ピアノ演奏時に母指で鍵盤を強く叩く必要があること，仕事ではピアノ教室で指導することが主な内容であり，自らの演奏会などは行っていないことを考慮した上で，患者と相談して母指 CM 関節固定の手術を選択した．手術ではピアノ演奏時の母指外転運動を考慮して，CM 関節固定時の橈側外転角度を軽度大きくした（**図4**）．手術後はピアノ教師として仕事に完全復帰しており，ピアノ演奏時の疼痛は消失し，演奏や日常生活での問題はない（**図5**）．

④治療到達目標レベルが高い

楽器演奏においては繊細な手の動きが必要となる．

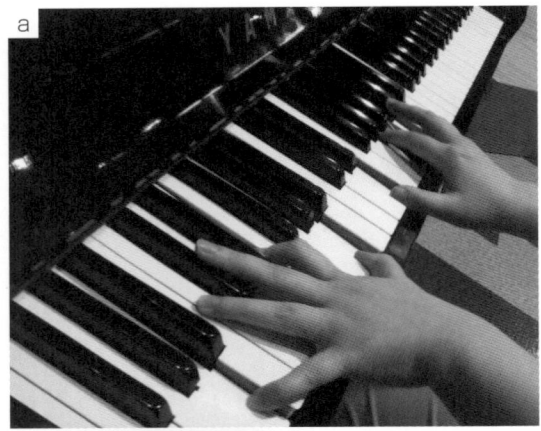
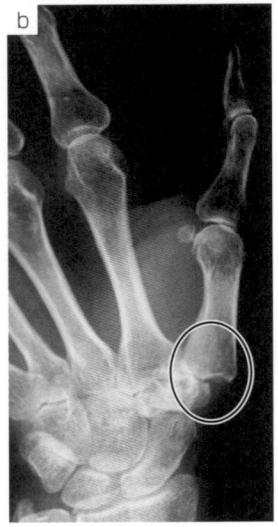

そのため，日常生活では全く問題とならないような手指運動時の微細なバランスの変化が楽器演奏では問題となることがある．楽器演奏が以前と比較してうまくできないことを主訴に受診した症例では，手指関節運動の問題点を診断することに難渋する場合がある[10]．

次に66歳男性，サックス奏者の例を挙げる．約1年前より演奏時に右手指を上手に使用できなくなってきたことを主訴に来院した．外来診察で明らかな手指運動の異常を診断することができなかった．後日の外来診察時，実際にサックスを演奏してもらった．その結果，演奏時の右環指屈曲運動時に小指が同時に軽度屈曲する動きを生じることが演奏時の問題となることがわかった（**図6**）．演奏時の問題を自覚する前に手関節掌側周囲の腫脹と疼痛を認めていたため，屈筋腱鞘滑膜炎後の腱癒着による環小

図3 左母指 CM 症患者のピアノ演奏

a：手を大きく広げるオクターブ奏法で母指基部の痛み増強.
b：左側母指 CM 関節症.

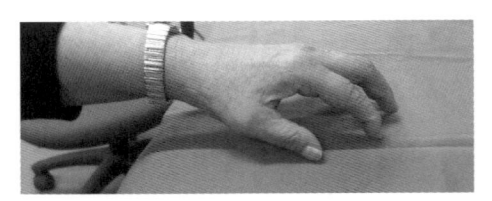

図5 母指 CM 関節固定術後
演奏や日常生活動作で疼痛・運動障害なくなり，ピアノ教師に完全復帰した.

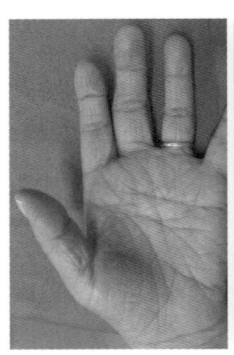
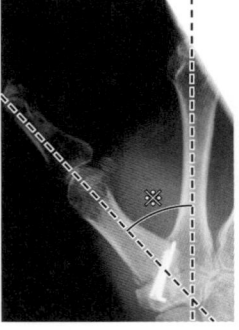
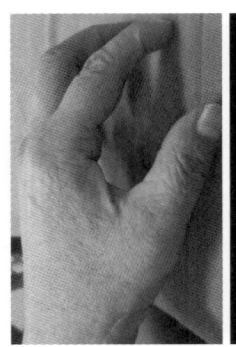
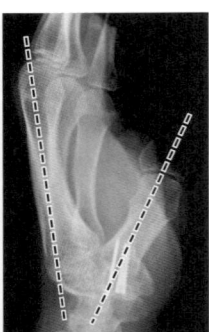

a：橈側外転　　　　　　　　b：掌側外転

図4 母指 CM 関節固定術
通常より橈側外転角度を大きくして固定（※）

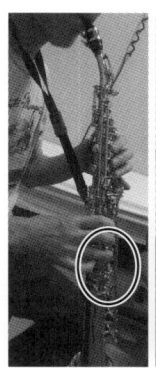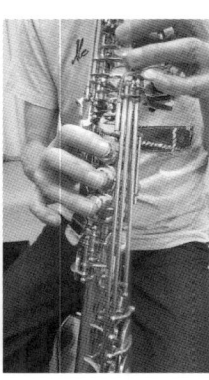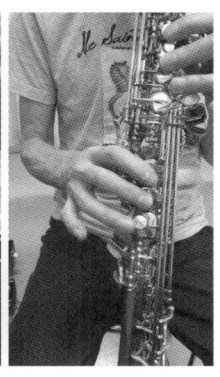

図6 サックス演奏時の右環指・小指の分離運動機能不全

指分離運動障害と診断した. 外科的治療を希望しなかったため, リハビリテーションによる分離運動機能訓練と屈筋腱のストレッチを行った. 分離運動障害は軽度残存したが, サックス演奏に支障がないレベルまで症状は改善した.

このように手外科外来診察時に診断困難な軽度の手指分離運動障害においても, 楽器演奏では障害となる場合がある. 音楽家の手の障害を診療する際には, 演奏者の症状と治療目標レベルを考慮した上で, 詳細な病態把握が特に重要となる.

3. 演奏による手の障害の治療

楽器演奏家の手の障害に対する治療では, 安静目的に演奏の休止を安易に行うことが困難であることを留意する必要がある. 学生, アマチュア, プロと音楽家のレベルに関係なく, 演奏レベルを維持するためには練習の継続が必要となる. そのため, 演奏の継続が可能な, または, 最低限の演奏休止期間で治療計画を立てることが基本となる[10].

音楽家の手の障害を診療する上で大きな問題となるのが, 精神的不調が原因となる病態やフォーカル・ジストニアとよばれる特定の楽器の演奏時にのみ出現する巧緻運動障害である. いずれも, 手指の器質的障害はなく, 精神的問題や中枢神経の問題に

よるものであり, 診療を進める上で鑑別が非常に重要となる[6].

演奏による手の障害の治療成績 (自験例)

当院で加療を行った楽器演奏により上肢に障害を生じた12例14手の病態と治療成績を検討した. 男性5例, 女性7例であり, 初診時平均年齢は32歳 (8〜66歳), 平均罹病期間は20ヵ月 (1〜87ヵ月) であった. 主訴は疼痛9手, 冷感1手, しびれ1手, 演奏困難3手であった. 演奏楽器の内訳はピアノ8手, ギター3手, サックス1手, クラリネット1手, ファゴット1手であった. 演奏レベル別では, プロがピアノで4手, ギターで2手, サックス1手であり, アマチュアや学生がピアノで4手, ギター, クラリネット, ファゴットでそれぞれ1手であった. 原因疾患は屈筋腱腱鞘滑膜炎, 屈筋腱癒着, 伸筋腱脱臼, 伸筋腱炎, 母指CM関節症, 指DIP・PIP関節症, 上腕骨外側上顆炎, 肘部管症候群, レイノー病であり, 種々の病態を認めた (**表2**). 治療方法は手術を3例3手に, 装具と理学療法による保存的治療を9例11手に施行した. 手術は屈筋腱鞘滑膜炎の2手に滑膜切除を, 母指CM関節症の1手に関節固定術を施行した. 治療後は全例で症状の改善を認め, 楽器演奏は完全復帰が10例であり, 演奏時間の短縮や装具使用による部分復帰が2例であった. 一方, 保存治療を行った9例中3例は現在も治療継続中である[8].

表2 演奏楽器と手の障害 (自験例)

ピアノ	屈筋腱腱鞘滑膜炎 DIP・PIP 関節症 母指 CM 関節症 上腕骨外側上顆炎 レイノー病
ギター	肘部管症候群 伸筋腱脱臼 伸筋腱炎
サックス	屈筋腱癒着 (分離運動障害)
クラリネット	母指 CM 関節症
ファゴット	母指 CM 関節症

4. 30歳, 男性, ベースギター演奏者のケース

　ベースギター演奏時に右示指と中指で弦をはじく際に疼痛を認め, 当院受診となった. 示指・中指伸筋腱炎と診断され, 消炎鎮痛薬による薬物治療と伸筋腱ストレッチによる理学療法を開始した. また, 演奏時の示指・中指の伸展, 内外転運動を制限する目的で装具を作製し (図7), 装具装着下での演奏を継続した. 治療開始後10ヵ月で症状が改善し, 楽器演奏に完全復帰した.

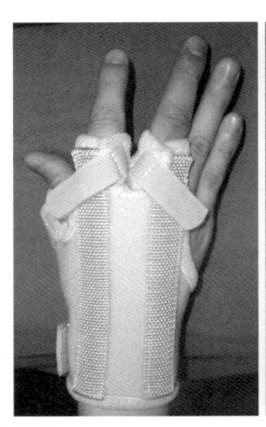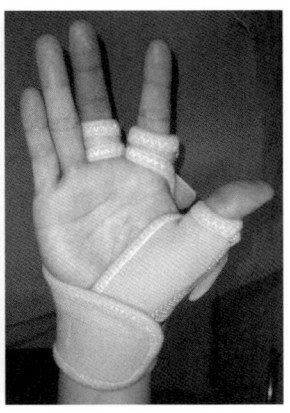

図7 示指・中指の伸展, 内外転運動を制限した装具

5. 8歳, 女児, ピアノコンクールのケース

　ピアノコンクールに出場するため, 長時間の練習を行った後から両側肘外側の疼痛が出現. 疼痛症状は改善せず, ピアノ演奏に支障をきたしたため当院受診となった. 両側上腕骨外側上顆炎と診断され, 前腕筋群のストレッチと筋力トレーニングのリハビリを開始した. また, コンクール開催日が近く, 演奏練習の休止が困難なため, 疼痛が特に強い左側に装具を装着して演奏練習を継続した. 8歳で, 前腕が細いため患者のサイズに合わせたテニス肘バンドを作製した (図8). 1ヵ月後のピアノコンクールに出場して, 問題なく完奏した.

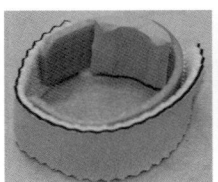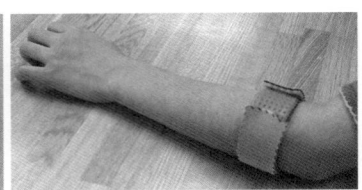

図8 体型に合ったテニス肘バンド作製して装着下にピアノ演奏を継続

6. 17歳, 女性, クラリネット演奏者のケース

　高校の音楽科に在籍し, クラリネットとピアノを専攻していたが, 数ヵ月前より, クラリネット演奏時に右母指基部の疼痛が出現した. 症状の悪化を認め, 演奏困難となり当院受診となった. 右母指CM関節に圧痛を認め, 関節へのストレステストで疼痛の誘発と関節の不安定性を認めた. X線検査でCM関節の変性変化は認めなかったが橈側への亜脱臼を認めた. 症状のない左母指CM関節も同様のX線所見を呈していた. 右母指はクラリネット演奏時に楽器を支える指となる (図9). そのため, 不安定性を有する母指CM関節に対する演奏時の負荷が継続することが病態と考えられた. 母指IPとMP関節の動きを制限しないCM関節固定装具を装着してクラリネットを支えることで, 演奏時の負荷を軽減する治療を開始した (図10). 装具治

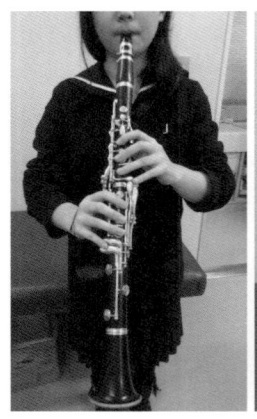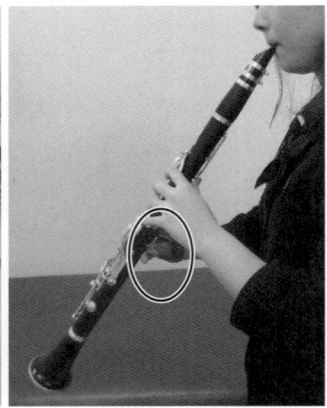

図9 クラリネット演奏時の肢位
演奏時は右母指で楽器をささえる (○印).

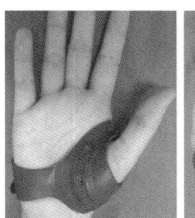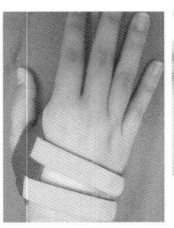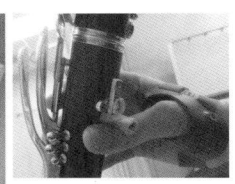

図10 母指 CM 関節固定装具

療開始後より，演奏時の疼痛改善を認め，1ヵ月後の大会では支障なく完奏することが可能であった．また，1年後には高校の音楽科をクラリネット専攻として卒業した．

7．33歳，女性，ピアノ教師のケース

以前よりピアノ演奏時に右母指と示指の軽度の運動障害を自覚していた．数ヵ月前よりピアノ演奏時に手関節掌橈側の疼痛が出現した．その後，疼痛の増強と演奏時の手指運動障害の悪化を認めたため当院受診となった．臨床所見として右母指と示指の単独屈曲運動は不能であり，母指 IP 関節を屈曲させると示指 DIP 関節の屈曲を認めた（**図11**）．MRI 検査では手関節レベルで屈筋腱周囲に異常信号を認め（**図12**），長母指屈筋（FPL）腱と示指深指屈筋（FDP）腱間の滑膜炎による腱癒着が考えられた．滑膜切除による腱剥離手術を施行した．術中所

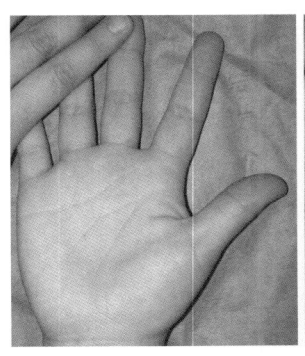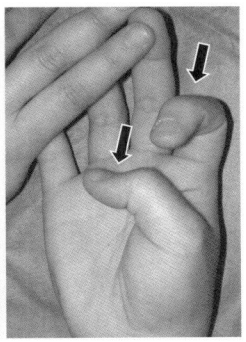

図11 母指と示指が同時に屈曲
（青木光広先生より供与）

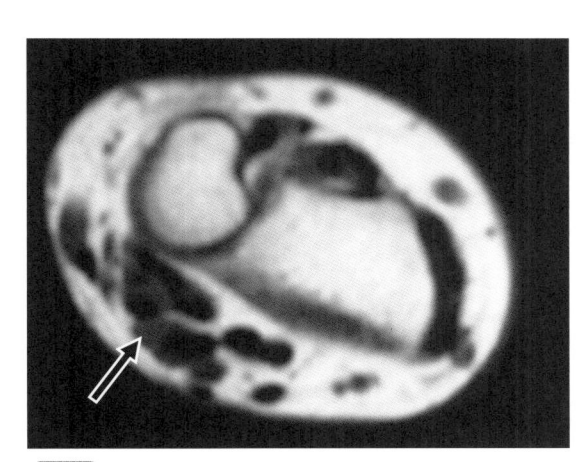

図12 手関節レベルの屈筋腱周囲に異常信号
（青木光広先生より供与）

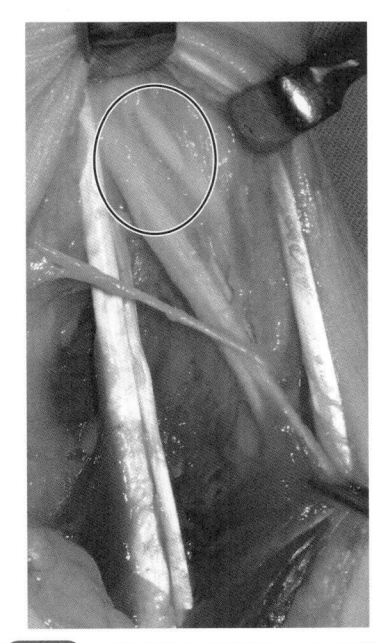

図13 屈筋腱周囲滑膜による癒着
（青木光広先生より供与）

見で FPL 腱と示指 FDP 腱周囲は肥厚した厚い滑膜に覆われていた．滑膜切除により両腱を剥離することで独立した滑動が可能となった（**図13**）．術後の後療法では腱の滑走訓練を行い，独立した母指の自動運動が可能となった（**図14**）．術後3ヵ月でピアノ教師に完全復帰した[11]．

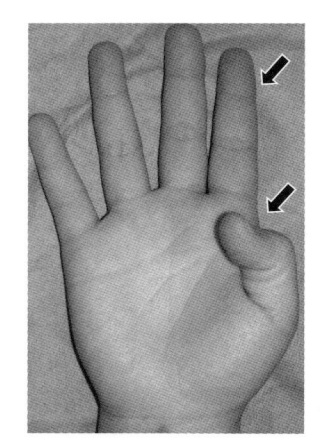

図14 母指の単独屈曲可能
（青木光広先生より供与）

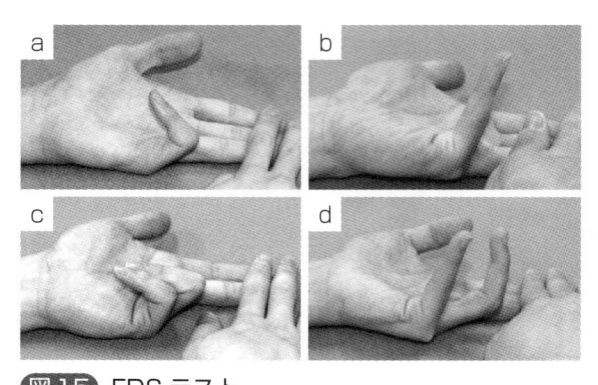

図15 FDSテスト
a：分離運動能あり，b：分離運動能なし，
c：FDS共同機能あり，d：FDS機能欠損．

8. 楽器演奏者の手指独立屈曲運動

　主な手指屈筋腱は母指屈曲作用を有するFPL，示指から小指の屈曲作用を有する浅指屈筋（FDS）とFDPである．楽器演奏においては，単純な屈曲運動以外に各指の独立した屈曲機能が重要となる．特に示指から小指の各指に走行しているFDSは各指PIP関節の単独屈曲を可能としている．また，楽器演奏時には繊細な指の分離運動が重要となる．そのため，日常生活では全く支障のない，わずかな分離運動の障害が演奏する上で大きな問題となる．手指屈曲運動における分離運動能の検査は音楽家の手の障害を評価する上で重要と考える．ここでは筆者らが行っているFDSの分離運動能の定量的検査法を概説する[9]．

① FDSテスト（定性テスト）

　FDSテストは手外科の診察で広く用いられているFDSの分離運動能を評価する検査である．被験指以外の3指を伸展位に保持した状態で被験指を自動屈曲させる．PIP関節の自動屈曲が可能であれば分離運動能あり（**図15a**）と，不能であれば分離運動能なし（**図15b**）と判定する．小指に分離運動能がない場合には，示指・中指を他動的に伸展位に保持，環指を自由とした状態で小指PIP関節を自動屈曲させる．小指PIP関節の自動屈曲が可能であれば小指FDSは環指のFDSと共同で機能すると判定し（**図15c**），それでもなお小指PIP関節屈曲が不能であればFDS機能は欠損している（**図15d**）と判定する．

② quantitative FDSテスト（QFDS test, 定量テスト）

　FDSテストの問題点として評価方法が定性的であることが挙げられる．そのため，独立運動障害の可否を判定できるが，障害程度の評価は不可能である．一方，音楽家の手の診療では，日常生活で障害とならない軽度の手指分離運動障害も楽器演奏に問題となることを留意する必要がある．そこで，筆者らは定量的評価が可能なquantitative FDSテスト（QFDS test）を考案して，その有用性について検討中である．作製した測定器具を用いて，被験指以外の3指を伸展位で固定する．被験指の自動屈曲を行い，MP関節とPIP関節の最大屈曲角度の合計を算出し，検査値とするものである（**図16**）．筆者らが行った健常者100例200手を対象とした研究では，FDSテストで134例が全指で分離屈曲運動が可能であった．これらの分離運動能を有する134例に対して，QFDSテストによる定量評価を行った．その結果，示指から小指間でQFDSテストの計測値が有意に異なることが明らかとなった（**図17**）．このこ

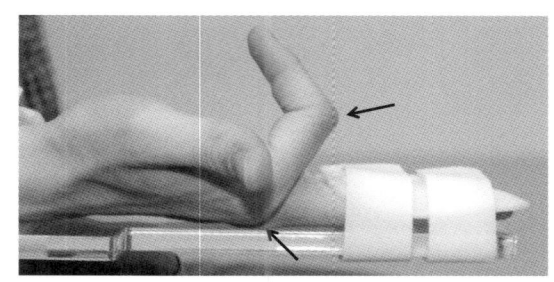

図16 quantitative FDS テスト

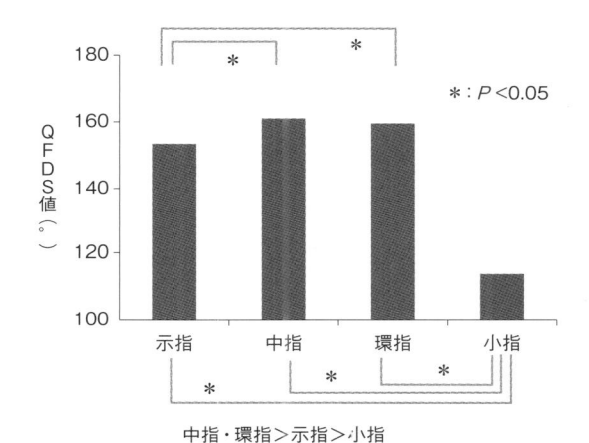

図17 独立屈曲角度（QFDS test）の指間比較

とは，微細な運動障害が問題となる音楽家の手の障害を診療する上で，手指分離運動障害の程度や治療効果の判定に QFDS テストが有用な検査方法の1つであることを示唆している．

まとめ

　音楽家の手の障害の主な原因は演奏によるオーバーユースである．しかし，演奏レベルを維持するためには楽器演奏の継続が重要であり，安易に演奏を休止することは困難である．また，病態が複雑であることや，演奏には微細な手指巧緻運動が必要であることより治療の目標レベルが高くなることが問題となる．さらに，医療者側も楽器の構造や演奏技

術など音楽に対する知識や経験が診療を行う上で必要となる．一方，上記を踏まえた上で，一流の音楽演奏家の手の障害を専門的に治療できる施設は全国的にも限られている．今回は一般の手外科専門医が診療する際の留意点について，自験例を中心に概説した．今後は手外科診療においてこの分野の医療がさらに発展し，全国的に広がっていくことを期待する．

文　献

1）根本孝一：音楽家に発生する医学的問題．職業医学的観点からの検討．日本医事新報 4176：29-32, 2004
2）Winspur I, Parry CB：The Musician's hand. J Hand Surg Br 22：433-440, 1997
3）Rosenbaum AJ, Vanderzanden J, Morse AS, et al.：Injuries complicating musical practice and performance：The hand surgeon's approach to the musician-patient. J Hand Surg Am 37：1269-1272, 2012
4）根本孝一：Musician's Hand. 音楽家医学―特に音楽家の手の障害について．整形・災害外科 54：325-331, 2011
5）酒井直隆：Musician's Hand. ピアニストの障害．整形・災害外科 54：333-339, 2011
6）根本孝一監訳：音楽家の手―臨床ガイド．協同医書出版社，東京，pp5-12, 2006
7）金子翔拓，池本吉一，坪田貞子：当院における音楽家の手の障害に対するリハビリテーションの取り組み．北海道作業療法 29：151-156, 2012
8）花香　恵ほか：Musician's hand の治療成績．日手会誌 30：1022-1025, 2014
9）渡邊祐大ほか：音楽家の上肢障害に対する装具・理学療法　手指屈筋腱障害に対する治療．運動器リハ 26：2-7, 2015
10）仲尾保志：音楽家の上肢障害に対する装具・理学療法．前腕・肘関節・上腕・肩甲帯部分を中心に．運動器リハ 26：15-20, 2015
11）谷代恵太：母指・示指の同時屈曲を生じたピアニストの屈筋腱腱鞘炎の1例．整形外科 55：678-680, 2004

2 ダンスにおける足，足関節傷害のメカニズム，診断，治療とリハビリテーション

獨協医科大学整形外科　坪山 大輔

奈良県立医科大学整形外科　田中 康仁

足・足関節は地面に接する唯一の器官であり，大きな力を作用・吸収させる機能をもつため，一般のスポーツ障害においても，15〜20%を占める部位とされる[1]．ダンスにおいては，多様な動きを美しく行うために，高度な筋力やバランスとともに，ときに異常ともいえる柔軟性（可動域）が必要とされることから，足・足関節はさらに多く，40%以上を占める[2,3]．

ここではダンス傷害の代表的疾患について，メカニズム，診断，治療とリハビリテーションについて概説する．

1. アキレス腱障害

アキレス腱は腓腹筋およびヒラメ筋の共同腱で，運動時には体重の8倍もの張力が作用し，60〜100N/mm²の破断強度をもつとされる．アキレス腱障害は，アキレス腱実質部のアキレス腱症と，踵骨付着部のアキレス腱付着部症に分けられる（**図1**）．

①アキレス腱症
【病態】

血流が少なく腱の変性が起こりやすいアキレス腱付着部から2〜6cm近位部に生じる[4]．オーバーユースや誤ったトレーニング，加齢，血行不全，筋のアンバランス，回内足，凹足，遺伝的素因などが原因として指摘されている[5]．バレエのポアントのような運動やジャンプは，下腿三頭筋を強く収縮させるため，傷害をおこしやすい（**図2**）．フロアの素材・硬さが関係する[6]．

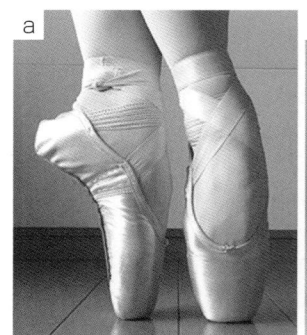
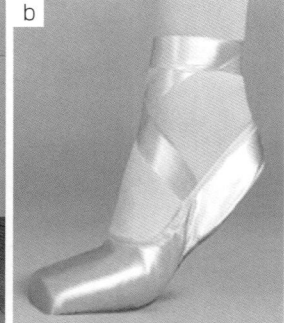
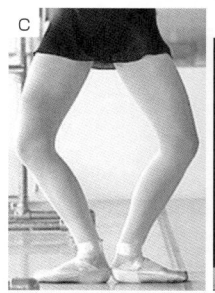
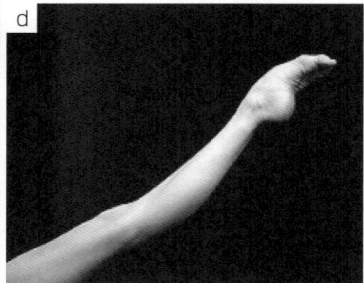

図2　バレエ特有の動き
a：ポアント．b：ドゥミ・ポアント．c：ドゥミ・プリエ．
d：バレエに求められる可動性．

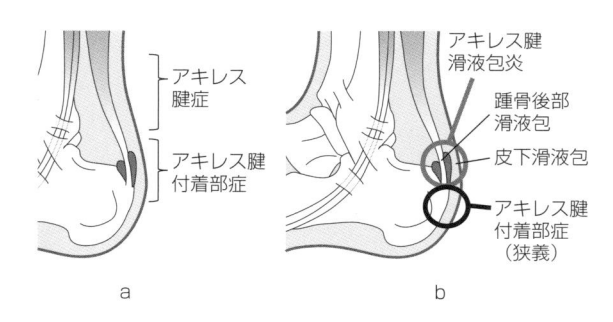

図1　アキレス腱障害
a：アキレス腱障害の分類．b：アキレス腱付着部症の分類．

【診断】

ダンス時の疼痛や腫脹, 熱感が主訴となる. 進行すると安静時も症状がみられ, 歩行困難となる. 局所に圧痛・熱感が存在し, 足関節背屈強制での疼痛誘発, 肥厚を触知, 軋轢音などが有用な所見となる. X線ではアキレス腱実質内に石灰化を認めることがある. 超音波では fibrillar pattern の乱れや腱の肥厚, ドプラーで血行増生が確認できる. MRI ではアキレス腱肥厚や T2 で腱内に高信号域がみられる.

【治療】

保存治療が第一選択となる. 急性期にはアイシングや局所安静を行い, ダンスは強度・量ともに減少させる. 疼痛にあわせ, 外用・内服薬を使用する. 従来行われてきたステロイド注射は, 効果がある反面, 腱の脆弱性をきたすので, ダンサーに安易に行うことは勧められない. 遠心性ストレッチ（eccentric exercise）は, 疼痛の原因である新生血管を減少させ, 腱の再構築を促進するとされ, 有効性が複数報告されており, 保存治療の核となる[7〜9]（図3）. 体外衝撃波治療は有用性の報告も複数あるが[10, 11], 本邦では保険適用はない. Heel lift や回内足へのアーチサポートをもたせた足底挿板も有用である. 保存治療が奏効しない場合は, 変性部位を切

除し, ときに自家腱を用いて補強や再建を行う. 復帰には術後6ヵ月程度が必要とされる.

②アキレス腱付着部症

踵骨付着部そのものの傷害である. 狭義のアキレス腱付着部症と, やや近位のアキレス腱滑液包炎の2つの病態が存在する.

【病態】

アキレス腱付着部症（狭義）は, 線維軟骨組織が中心で, 血管や神経は基本的に存在しないので, 運動によるアキレス腱の牽引力で起きた損傷に対する修復能が低く, 微細損傷の繰り返しによって慢性化し, 症状出現に至る. オーバーユースなど, 原因はアキレス腱症とほぼ同様である.

アキレス腱滑液包炎は, アキレス腱と踵骨後上部の間には踵骨後部滑液包, アキレス腱と皮膚の間には皮下滑液包が存在する. 前者は足関節の底背屈によって, 後者は靴などの影響によって, 圧迫が生じ滑液包炎となる. ダンスにおいては繰り返しの底背屈運動やジャンプ, 不適切なシューズが誘因となる.

【診断】

ダンス時の疼痛や腫脹, 熱感が主訴となる. 進行すると安静時も症状がみられ, 歩行困難となる.

アキレス腱付着部症では, 付着部やや遠位内側に圧痛が存在し, アキレス腱の拘縮により足関節背屈強制で疼痛が誘発される. X線ではアキレス腱付着部軟骨下骨領域の硬化像や, 付着部からアキレス腱の走行に沿った骨棘がみられる. 超音波ではアキレス腱の fibrillar pattern の乱れやドプラーで血行増生が確認できる（図4）. MRI では付着部に T2 高信号域を認める.

踵骨後部滑液包炎では内側のやや近位に炎症に伴う滑液貯留や滑膜増生による腫脹, および圧痛が認められる. 皮下滑液包炎ではやや外側に pump bump と呼ばれる腫瘤がみられ, 圧痛が著明で内外側からつまむと痛みを訴える（two finger squeeze test）[12]. X線では踵骨後上隆起の突出を認めることがある（Haglund's deformity）. MRI では T2 で

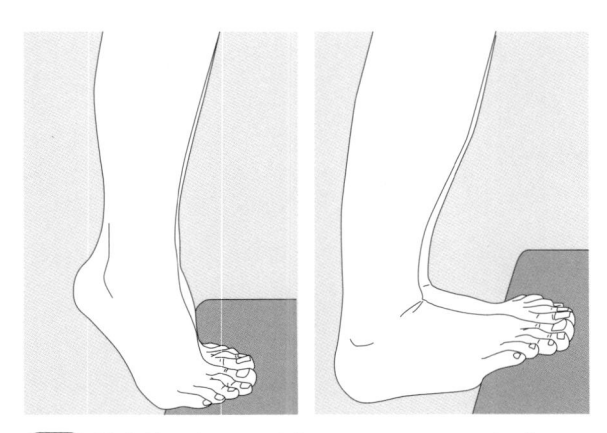

図3 遠心性ストレッチ（eccentric exercise）
　段差を用いて踵が浮いた状態でつま先立ちをし, ゆっくりと踵を下げていきストレッチをする. 膝伸展位と膝軽度屈曲位ともに行う.

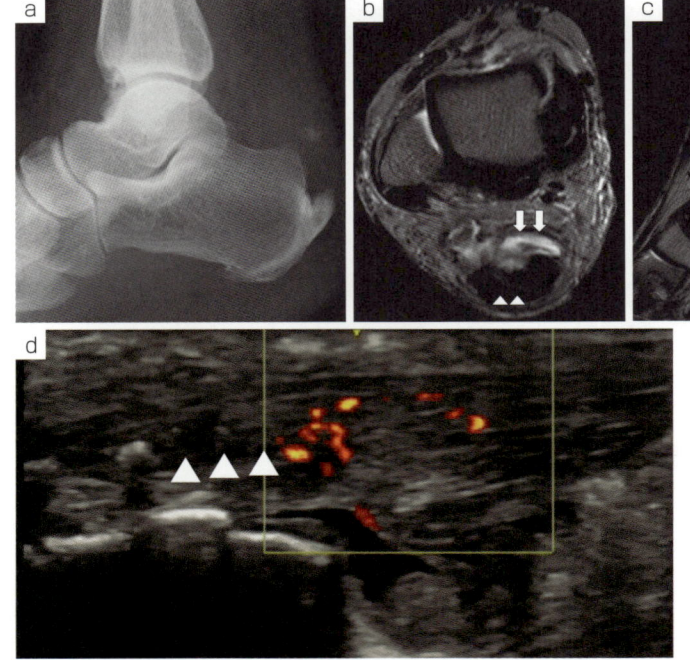

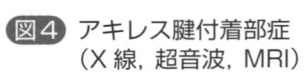
図4　アキレス腱付着部症
　　　（X線，超音波，MRI）
a：X線．アキレス腱の走行に沿った骨棘．
b, c：MRI．アキレス腱実質内の信号変化（▲）
　　　滑液包炎（→）．
d：超音波．アキレス腱の fibrillar pattern の乱れ
　　　（▲）とドプラーで血行増生．

滑液包部に高信号域を認め，アキレス腱実質内の信号変化や肥厚を認める（**図4**）．

【治療】

アキレス腱症とおおむね同様であるが，遠心性ストレッチは，アキレス腱症に比較し効果は劣るとする報告が多い[13]．関節鏡手術や腱付着部再建のデバイスの進歩などにより低侵襲で効果的な治療が可能であり，早期復帰のため手術を積極的に行っている施設も多い．

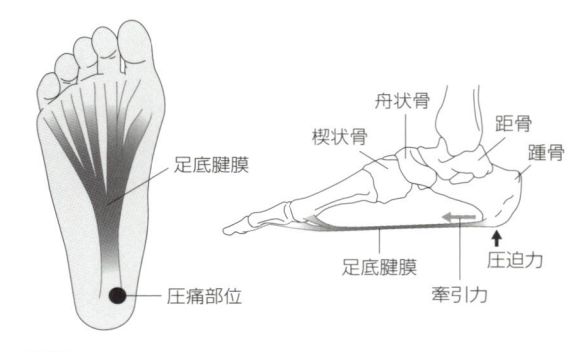

図5　足底腱膜の解剖

2. 足底腱膜炎

足底筋群を覆う筋膜である足底筋膜は，踵骨隆起内側突起から起こり，各足趾の基節骨底面に停止している．足底筋膜のうち，中央を構成する強靭な線維を足底腱膜という（**図5**）．

【病態】

足底筋膜は足の縦アーチを保持し，接地時の衝撃を吸収する役割をもつ．ジャンプなどの繰り返しで，牽引および圧迫力が積み重なって，特に足底腱膜に炎症を生じて疼痛が出現する．

【診断】

歩行開始時の疼痛や，ダンス継続時の踵部内側の痛みを主訴とする．局所に著明な圧痛があり，足趾の他動背屈で疼痛が増悪する．一方で局所の腫脹，発赤，熱感などは乏しいことが多い．足関節背屈強制での疼痛誘発，肥厚を触知，軋轢音などが有

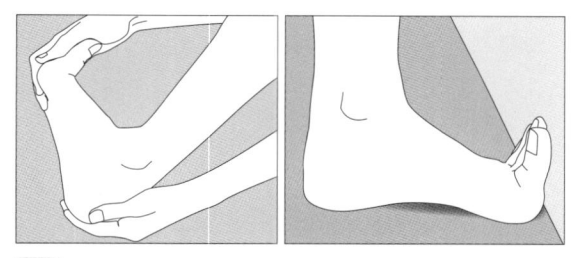

図6 足底腱膜炎のストレッチ
足趾および足関節を背屈させるようストレッチする.

用な所見となる. X線では踵骨棘を認めることもあるが, 踵骨棘の存在は痛みに無関係とする報告も多く, 確定診断とはならない[14, 15]. 超音波検査では圧痛部位に一致するように, 足底腱膜の肥厚がみられることがあり有効である. MRI は足底腱膜の肥厚と, 踵骨付着部の信号変化がみられる.

【治療】

保存治療で約80%の症例が治癒するとされる[16]. 局所安静や足部のストレッチ (図6), アイシングを行い, 症状によって外用や内服薬を使用する. ダンスの制限や中止が必要になることもある. テーピングや足底挿板によるアーチサポートも有用である. ステロイド注射は短期的には痛みを改善させるが, 6ヵ月の時点では有意差はなく[17], 腱脆弱性の惹起が知られており, 特にダンサーには慎重になるべきである. 体外衝撃波治療は有用であり, 2012年より保険適用となっている. なお, 改善後もアーチ支持を担う足底の内在筋訓練を継続する必要がある. 手術は足底腱膜内側の部分切除が行われる. 近年は鏡視下手術も広がりつつある.

3. 長母趾屈筋腱障害

長母趾屈筋腱は腓骨後方と下腿骨間膜から起始し, 内果後方の腱鞘を通り底側に移行し, Henry 結節部で長趾屈筋と交差し, 第1MTP関節下を通過し, 母趾末節骨基部底側に停止する (図7). 長母趾屈筋腱の腱損傷は dancer's tendinitis とも呼ばれ,

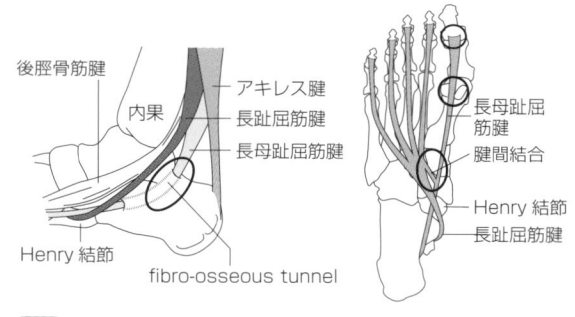

図7 長母趾屈筋腱の解剖

ダンサーに高頻度に発生する.

【病態】

筋腱移行部から遠位端までどこでも生じ得るが, 腱鞘部と第1MTP関節近位では, 腱の走行の変化の大きさや血流が乏しいため, 慢性的な介達力による損傷が好発する[18]. また, 直接打撲や合わないシューズの圧迫によって惹起・増悪することもある. 後方インピンジメント症候群を併発することも多い.

【診断】

ダンス後の足関節内側後方の痛みが主訴となる. アキレス腱障害に比べて深層の症状であり, 同部位に圧痛や腫脹が存在する. 進行すると, 腱の腱鞘内での通過時に軋音や弾発現象を認めることがある. バレエではルルヴェやプリエなどで誘発されることが多い.

X線で診断は難しいが, インピンジメント症候群や骨折などを除外する必要がある. 超音波検査は, 腱の肥大や損傷, 炎症部の血行増生が観察可能であり, 非常に有用な方法と考える. MRI で腱内に T1, T2 ともに高信号がみられれば診断可能である.

【治療】

保存治療が第一選択である. ダンス後に局所のアイシングやストレッチを行い, 症状に合わせてダンスの制限とともに, 外用・内服薬の使用が必要となる. 腱鞘内へのステロイド注射はこれまでと同様の理由で慎重になるべきである. 手術治療として, 完

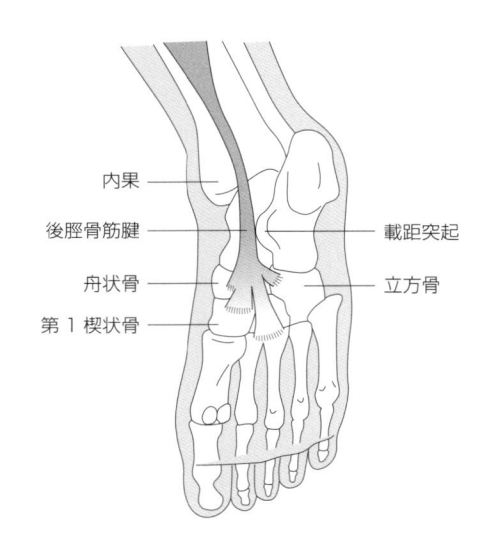

図8 後脛骨筋の解剖

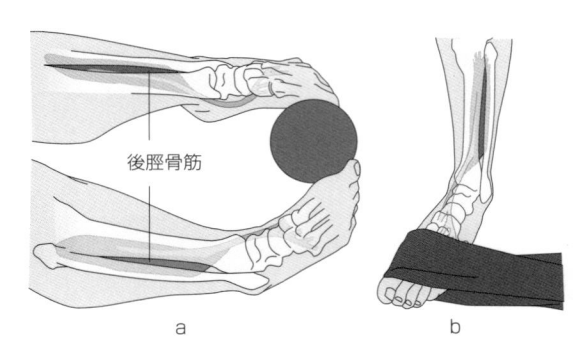

図9 後脛骨筋訓練
a：両踵を床につけ，足趾間にボールをはさみ，うちに押し付け合う．
b：セラバンドを足に巻き回外運動を行う．

全断裂には腱縫合や再建術などが，不全断裂や腱鞘炎には，腱鞘切開・剥離術，損傷部位のデブリードマン，破格筋切除などが行われる．

4. 後脛骨筋腱障害

後脛骨筋は脛骨後面・下腿骨間膜から起こり，内果下端で前方に方向を変え，舟状骨および第2〜4中足骨と足根骨に停止し，足のアーチ形成に寄与している（**図8**）．

【病態】

内果後下方の後脛骨筋は方向を変える部位にて強い負荷を受けやすく，他に比べ血流が乏しい[19, 20]．荷重や歩行，ジャンプによる負荷を受けると，腱実質が損傷し慢性化する．機能不全が継続すると，靭帯が弛緩し，扁平足変形が惹起される．

【診断】

歩行やジャンプ時の内果下方の疼痛を主訴とし，ドゥミ・ポアントのような爪先立ちが困難となる．局在する腫脹と圧痛がみられ，患側での片脚爪先立ちをさせると，踵の回外が減弱するか，離床が不可能となる（single heel rise test 陽性）．X線で直接

診断はできないが，立位荷重像にてアライメント異常の有無と，舟状骨付着部に外脛骨がないか確認を行う．超音波検査やMRIでは，腱実質の損傷や肥厚，腱周囲の滑液貯留の判断が可能であり，有用な方法である．

【治療】

保存治療が第一選択となる．局所安静や運動制限を行い，痛みに応じて外用・内服薬を使用する．急性炎症消退後は，後脛骨筋訓練（**図9**）やアキレス腱ストレッチ，足部内在筋訓練が必要となる．後脛骨筋機能不全にて扁平足が進行すると，外側支柱延長などの手術が選択肢となる．

5. 疲労骨折

疲労骨折は骨のオーバーユース障害であり，荷重や筋力の影響を受ける足・足関節に多い．中足骨，舟状骨，踵骨，脛骨内果，母趾基節骨，母趾種子骨などが報告されている[21]．ダンサーは，中足骨疲労骨折の頻度がもっとも高いことが知られている．

①中足骨疲労骨折

【病態】

ダンサーにおいてもっとも頻度が高い疲労骨折である．足底筋群の牽引力や，足底アーチへの衝撃力

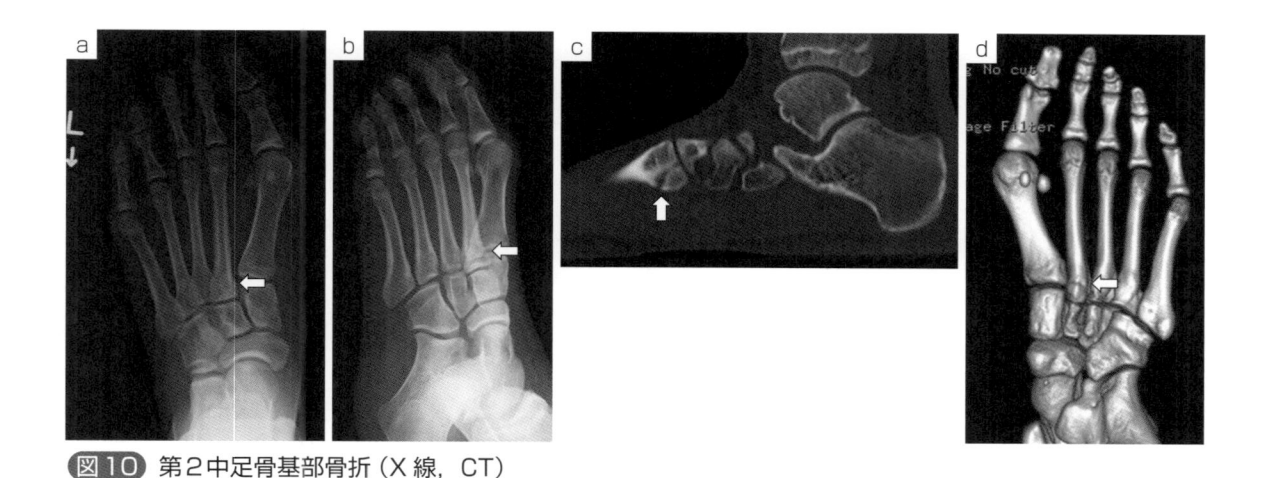

図10 第2中足骨基部骨折（X線，CT）

による，微小な反復力が加わり発生する．バレリーナにおいては，第2中足骨基部骨折が特異的かつ難治性として知られている[22~24]（**図10**）．

【診断】

体重負荷や特定の運動による疼痛を主訴とするが，進行すると持続的な強い痛みとなる．局所の圧痛が存在し，ときに強い腫脹などを認める．X線では受傷1～2週間は不明なことがあり，CTやMRIにて初期の骨折が判断可能になることも多い．

【治療】

いずれにおいても，保存治療が第一選択となる．完全骨折では外固定を行うこともあるが，一般的に原因となった運動を中止することで，治癒が得られる．ただし，第2中足骨基部骨折や第5中足骨近位骨幹部骨折（Jones骨折）は骨癒合が得られにくく，手術が選択肢となる．いずれの場合も，原因となったダンス動作について検討し，再発予防をしながら，筋力回復に応じて段階的に復帰する必要がある．

6. 外反母趾

外反母趾はバレリーナ，ダンサーに多く発生するとする報告は多い[25~28]．

【病態】

第1中足骨内反や扁平足，エジプト型の足趾，遺伝的素因など内因的要素と，不適切な靴やハイヒールの使用など外因的要因が一般に挙げられ，ダンスにおいては，未熟な時期からのトーシューズの装着やポアント，ターンアウトの強制などが指摘されている．

【診断】

荷重した足部の観察で，容易に診断可能である．中足骨頭の内側突出部が，履物で圧迫された疼痛や，MTP関節内底側の骨膜刺激症状，神経刺激症状によるものなどさまざまである．X線は荷重時背底像における，第1基節骨軸と第1中足骨軸のなす角である外反母趾角で重症度分類を行う．

【治療】

まずは保存治療が選択される．日常の靴の指導や足底挿板，フェルトパッドの処方に加え，バレエではトーシューズの誤った選択や使用法で増悪するため，その対策も必要となる．軽症の場合は，母趾外転筋など内在筋訓練が改善につながる可能性があり，有用である．他にHohmann体操や足趾じゃんけんなどは症状の改善や進行の予防になりうる（**図11**）．進行例は手術が考慮されるが，手術によって

Hohmann 体操 | 母趾外転筋訓練 | タオルギャザー運動 | 足趾じゃんけん

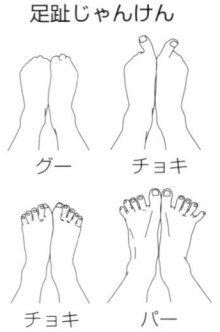

母趾外転筋

グー チョキ

チョキ パー

図11 外反母趾の運動

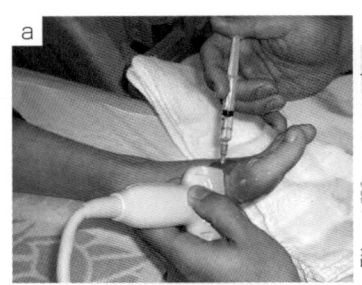
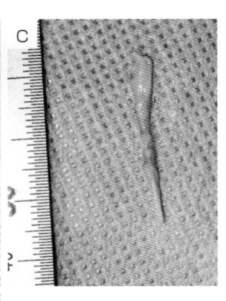
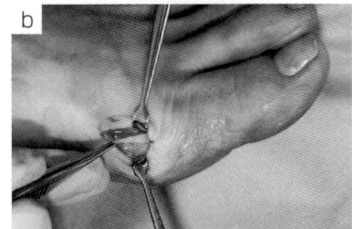

図12 外反母趾の治療

a：趾神経のブロック.
b：趾神経切離術.
c：切離した趾神経.

パフォーマンスが落ちる[29〜32]ため，プロ選手は引退まで禁忌とする報告[33〜35]があり，個々に合わせた適応の判断と，外反母趾に対する十分な経験，そしてダンスに対する十分な知識が医療者側に必要である．筆者らは，可動域の低下を生じ，ダンスパフォーマンスに影響するため，矯正手術は控えるべきと考えている．症例によっては，痛みに対応するため神経ブロックや，神経切離術を選択することがある（**図12**）．

7. 足関節前方インピンジメント症候群

【病態】

　異常な骨組織が衝突することにより，または軟部組織が関節内に挟み込まれることにより，足関節の正常な可動域が疼痛を伴い制限される病態であり，前方と後方に分類される．

　足関節外側不安定性や底背屈運動によって，脛骨と踵骨が衝突して反応性に骨棘が生じる．骨棘が存在しても半分程度は無症状であり，滑膜組織や肥厚した関節包のインピンジメントが疼痛の原因といわれている[36,37]．ダンサーではジャンプが求められる男性に多くみられる．

【診断】

　足関節前面の違和感や疼痛，背屈制限，運動後の腫脹を主訴とする．バレエではプリエの深さを制限せざるを得なくなり，ジャンプからの着地時に痛みを感じる．また膝関節屈曲や足趾伸展での代償を強いるので，それらの症状を訴えることもある．圧痛は足関節前方の関節裂隙に局在し，背屈強制で疼痛が誘発される．

　X線側面・斜位像で脛骨下端前方や距骨頸部背側に骨棘を認める．CT は骨棘の位置大きさの把握に有用であり，特に3DCT の普及に伴い，X 線では判定が難しいものも容易に診断可能となった（**図13**）．MRI は軟部性のインピンジメントの診断にお

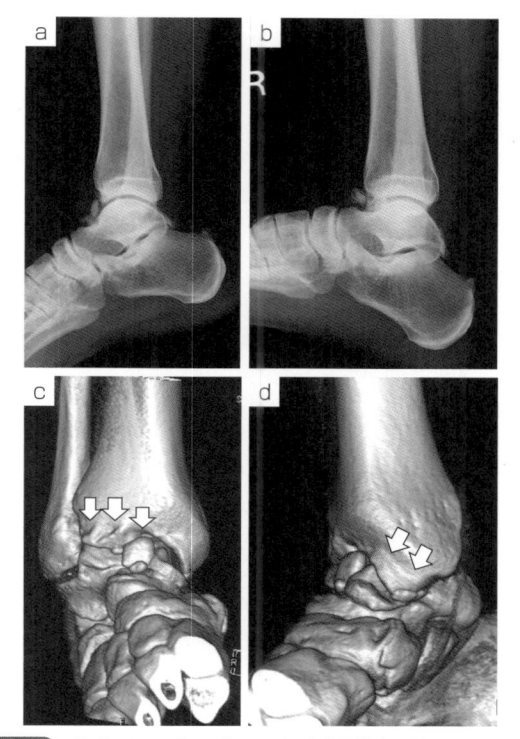

図13 前方インピンジメント症候群（X 線，3D-CT）
a：X 線側面中間位．
b：X 線側面背屈位．前方でインピンジしている．
c, d：3D-CT．骨棘，遊離骨片が確認しやすい．

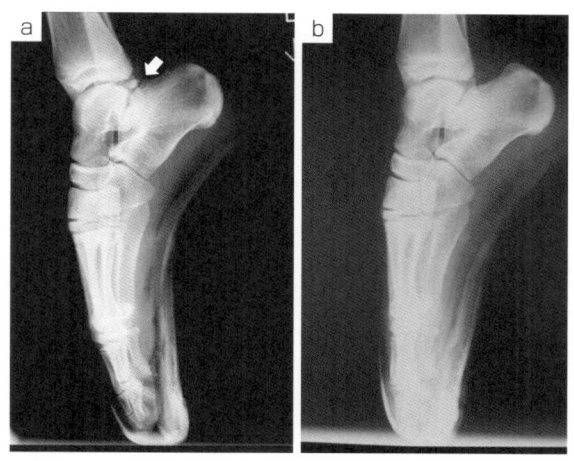

図14 後方インピンジメント症候群
（バレリーナのポアント時 X 線）
a：術前．b：術後．

いて，刺激を受けた骨部分に浮腫像が観察できることがある．

【治療】

　保存治療として，過度な背屈を制限し，また足関節不安定性を改善させるため，テーピングやサポーター，半硬性装具を行うが，パフォーマンス低下は必至である．症状に合わせて，外用・内服の使用や，関節内へステロイドや麻酔薬，ヒアルロン酸（保険適用外）を注射することは鎮痛へ有効であるが，ステロイド注射の頻回使用は控えるべきである．進行した例では，ダンスを継続するために，鏡視下滑膜切除術ならびに骨棘切除術が非常に有効である．

8. 足関節後方インピンジメント症候群

【病態】

　ダンスによる足・足関節障害の代表的疾患である．足関節の底屈によって，足関節後方，脛骨下端後縁と踵骨結節背面との間でインピンジメントが起こる．骨性のインピンジメントとしては，代表的な三角骨障害のみでなく，距骨後突起によるインピンジメント，後突起の骨折，骨棘，炎症性石灰化があり，軟部組織性には，長母趾屈筋腱腱鞘炎や滑膜炎などが存在する．

【診断】

　足関節後方の違和感や疼痛，底屈制限，運動後の腫脹を主訴とする．バレエではジャンプやポアントなどが痛みで制限される．圧痛は足関節後方に局在し，底屈強制で疼痛が誘発される．X 線側面像で距骨後端に骨片や突起を認める（**図14**）．CT は骨棘の位置，大きさの把握に有用である．MRI は T2 矢状断で比較的広範囲な高信号域を認めることが多い．

【治療】

　保存治療として底屈制限，足底筋群の強化，テー

ピングなどが有効とされる．しかし，足関節の過底屈を矯正されるダンスでは，後方のインピンジメントを除去することにより，確実にパフォーマンスが上がるために，競技継続を望む場合は鏡視下手術を勧める．保存治療に比べて早期に復帰が可能である[38]．

まとめ

ダンスにおける代表的な疾患について概説した．中学校でのダンス必修化もあり，競技人口は近年飛躍的に増加，内容・レベルも多様化しており，傷害の予防や適切な治療には，医師・理学療法士などの医療関係者はもちろん，競技者や指導者・トレーナーなど，多くの関係者が，ダンスの特性と傷害についての適切な知識を持ち，適切な判断をすることが重要と考える．

文　献

1) Hootman JM, Dick R, Agel J : Epidemiology of collegiate injuries for 15 sports: summary and recommendations of injury prevention initiatives. J Athl Train 42 : 311-319, 2007

2) Quirk R : Ballet injuries : the Australian experience. Clin in Sports Med 2 : 507-514, 1983

3) Wanke EM, Arendt M, Mill H, et al. : Occupational accident in professional dance with focus on gender differences. J Occup Med Toxicol 8 : 35, 2013

4) Chen TM, Rozen WM, Pan WR, et al. : The arterial anatomy of the Achilles tendon; anatomical study and clinical implications. Clin Anat 22 : 377-385, 2009

5) 橋下健史：アキレス腱症（Achillodynia）．整・災外 56：709-713, 2013

6) Fernandez-Palazzi F, Rivas S, Mujica P : Achilles tendinitis in ballet dancers. Clin Orthop Relat Res 257 : 257-261, 1990

7) Stanish WD, Rubinovich RM, Curwin S : Eccentric exercise in chronic tendinitis. Clin Orthop Relat Res 208: 65-68, 1986

8) Ohberg L, Lorentzon R, Alfredson H : Eccentric training in patients with chronic Achilles tendinosis: normalised tendon structure and decreased thickness at follow up. Br J Sports Med 38: 8-11, 2004

9) Magnussen RA, DunnWR, Thomson AB : Nonoperative treatment of midportion Achilles tendinopathy: a systematic review. Clin J Sport Med 19: 54-64, 2009

10) Rompe JD, Furia J, Maffulli N : Eccentric loading versus eccentric loading plus shock-wave treatment for midportion Achilles tendinopathy : a randomized controlled trial. Am J Sports Med 37: 463-470, 2009

11) Rasmussen S, Christensen M, Mathiesen I, et al. : Shockwave therapy for chronic Achilles tendinopathy: a double-blind, randomized clinical trial of efficacy. Acta Orthop 79: 249-256, 2008

12) Reddy SS, Pedowitz DI, Parekh SG, et al. : Surgical treatment for chronic disease and disorders of the Achilles tendon. J Am Acad Orthop Surg 17: 3-14, 2009

13) Irwin TA: Current concepts review: insertional achilles tendinopathy. Foot Ankle Int 31: 933-939, 2010

14) Wearing SC, Smeathers JE, Urry SR, et al. : The pathomechanics of plantar fasciitis. Sports Med 36: 585-611, 2006

15) Riddle DL, Schapper SM : Volume of ambulatory care visits and patterns of care for patients diagnosed with plantar fasciitis: a national study of medical doctors. Foot Ankle Int 25 : 303-310, 2004

16) Cole C, Seto C, Gazewood J : Plantar fasciitis: evidence-based review of diagnosis and therapy. Am Fam Physician 72: 2237-2242, 2005

17) DiGiovanni BF, Nawoczenski DA, Lintal ME, et al. : Tissue-specific plantar fascia-stretching exercise enhances outcomes in patients with chronic heel pain. A prospective, randomized study. J Bone Joint Surg Am 85: 1270-1277, 2003

18) Petersen W, Pufe T, Zantop T, et al. : Blood supply of the flexor hallucis longus tendon with regards to dancer's tendinitis: injection and immunohistochemical studies of cadaver tendons. Foot Ankle Int 24: 591-596, 2003

19) Frey C, Shereff M, Greenidge N : Vascularity of the posterior tibial tendon. J Bone Joint Surg Am 72: 884-888, 1990

20) Prado MP, de Calvalho AE Jr, Rodorigues CJ, et al.: Vascular density of the posterior tibial tendon: a cadaver study. Foot Ankle Int 27: 628-631, 2006

21) Goulart M, O'Malley MJ, Hodgkins CW, et al. : Foot and ankle fractures in dancers. Clin Sports Med 27: 295-304, 2008

22) Harrington T, Crichton KJ, Anderson IF : Overuse

ballet injury of the base of the second metatarsal. A diagnostic problem. Am J Sports Med 21: 591-598, 1993

23) Micheli LJ, Sohn RS, Solomon R : Stress fractures of the second metatarsal involving Lisfranc's joint in ballet dancers. A new oversue injury of the foot. J Bone Joint Surg Am 67: 1372-1375, 1985

24) Kritz P, Rafferty J, Evangelista P, et al. : Stress fracture of the second metatarsal and sprain of lisfranc joint in a pre-professional ballet dancer. J Dance Med Sci 19: 80-85, 2015

25) Pique-Vidal C, Sole M, Antich J : Hallux valgus inheritance: pedigree research in 350 patients with bunion deformity. J Foot Ankle Surg 46 : 149-154, 2007

26) Prisk VR, O'Loughlin PF, Kennedy JG : Forefoot injuries in dancers. Clin Sports Med 27: 305-320, 2008

27) Desoille H, Bourguignon A, Chavy AL : Statistical study of the frequency of hallux valgus and of different forms of the foot in classical dancers. Arch Mal Prof 21: 343-349, 1960

28) Van Dijk CN, Lim LS, Poortman A, et al. : Degenerative joint disease in female ballet dancers. Am J Sports Med 23: 295-300, 1995

29) Brown TD, Micheli LJ : Foot and ankle injuries in dancer. Am J Orthop 33: 303-309, 2004

30) Jones CP, Coughlin MJ, Grebing BR, et al. : First metatarsophalangeal joint motion after hallux valgus

collection: a cadaver study. Foot Ankle Int 26: 614-619, 2005

31) Dayton P, Kauwe M, Kauwe JS, et al.: Observed changes in first metatarsal and medial cuneiform positions after first metatarsophalangeal joint arthrodesis. J Foot Ankle Surg 53: 32-35, 2013

32) Feilmeier M, Dayton P, Wienke JC Jr. : Reduction of intermetatarsal angle after first metatarsophalangeal joint arthrodesis in patients with hallux valgus. J Foot Ankle Surg 53: 29-31, 2013

33) Howse J : Disorders of the great toe in dancers. Clin Sports Med 2: 499-505, 1983

34) Kadel NJ : Foot and ankle injuries in dance. Phys Med Rehabil Clin N Am 17: 813-826, 2006

35) Kennedy JG, Collumbier JA : Bunions in dancers. Clin Sports Med 27: 321-328, 2008

36) Cheng JC, Ferkel RD : The role of arthroscopy in ankle and subtalar degenerative joint disease. Clin Orthop Relat Res 349: 65-72, 1998

37) Tol JL, Verheyen CP, van Djik CN : Arthroscopic treatment of anterior impingement in the ankle. J Bone Joint Surg Br 83: 9-13, 2001

38) Noguchi H, Ishii Y, Takeda M, et al. : Arthroscopic excision of posterior ankle bony impingement for early return to the field: short-term results. Foot Ankle Int 31: 398-403, 2010

3 パフォーミングアートによる膝関節外傷・障害のメカニズム，診断，治療とリハビリテーション

大阪大学大学院医学系研究科 健康スポーツ科学講座 スポーツ医学教室

中田 研・武 靖浩・馬込 卓弥・下村 和範・横井 裕之

同　器官制御学 整形外科　前 達雄・大堀 智毅

1. パフォーミングアート・舞台芸術と医学

　パフォーミングアート（performing art）は，演技者であるアーティストの体の動きや演奏により芸術的表現を伝える芸術の形態といわれ，バレエやダンス，オペラ，マジック，パントマイム，サーカス，楽器演奏，歌唱などがある．絵画や彫刻などの観る芸術（visual art）とは対照的に，パフォーミングアートには人の体の動きを伴ない，芸術的表現を伝えるために観衆の前で演技することが前提であり，演技のための舞台が存在するので舞台芸術ともいわれる．日本での古来からの能や歌舞伎，舞踊なども パフォーミングアート・舞台芸術に挙げられる．パフォーミングアートは高い身体的パフォーマンス能力をめざす点でスポーツとの類似点があるが，高い身体能力をもって美しさ，感動を生むことが一義的で芸術的側面が強い点が特徴である．成長期前の幼少期から高い身体活動度のトレーニングや練習を積むことも多く，バレエダンサーで報告されているように，成長過程の運動器に過大なストレスがかかることから成長期の運動器障害や，また，慢性の運動期疾患をきたすリスクがある[1]．

　パフォーミングアーティストの身体活動にかかわる外傷や傷害の病態や特徴，診断治療，予防などは医学的にも専門性があり，さまざまな研究が進められている．これらの医学は，パフォーミングアート医学や舞台医学，ステージメディスンともいわれるが，舞台医学の外傷・傷害の治療では，より高いレベルにできるだけ早期の復帰が求められる点，外傷・傷害の予防の観点からは高いパフォーマンスによる突発的な外傷やオーバーユースのリスクを含んでいる点など，競技選手のスポーツ医学と類似する点と，パフォーミングアートのそれぞれの種別による特徴的なパフォーマンスによる個別性があることを，医療担当者も知る必要がある[2]．

2. バレエダンサーにおける下肢障害

　パフォーミングアート医学で研究が進んでいるのが，バレエダンサーに関する研究であろう．身体的に高い能力をめざすバレエダンサーでは，スポーツ選手同様に運動器障害のリスクがあり，運動障害に関する多くの研究報告がある．バレエダンサーの運動器障害を調べたシステマティックレビューでは，92障害の平均年齢は23歳で65％が女性であり，下肢の慢性障害である足部膝関節の骨ストレス性障害が多く，保存的治療が選択されることが多いとされる[3]．2,617名のバレエダンサーの7,332障害に関する報告では，ハムストリング肉離れ51％，足関節腱障害19％，腰痛症14％がみられ[4]，プロになる前のバレエダンサーの障害発生率は，プロバレエダンサーや女子体操選手と同様で，下肢の捻挫や筋損傷が多く，オーバーユースによる障害が多い[5]．BMIや体脂肪，下肢の関節可動域，バレエでの経験年数や経験時間が改変できる障害要因とされ，既往歴や身体的適応能力が障害要因と関連していると報告されている[6]．成熟度や成長，下肢アライメントが若い優秀な女子バレエダンサーのオーバーユース障害

に関係しているとする報告もある[7]。266名（うち男性112名）の15〜19歳のプロ前のバレエ学校学生の1年間の前向き研究では，1年間に1人あたり1.42障害が発生し，76%がオーバーユース障害で，1,000時間ダンスにつき1.38障害の発生があり，足関節障害が最も頻度が高く疲労骨折が多く，膝関節障害がバレエのできない期間が平均36.85（10.16〜63.53，95% CI）日と最も長いとされた[8]。バレエダンサーの障害発生率のシステマティックレビューにて，1,365名アマチュアバレエダンサーと900名プロバレエダンサーで，1,000時間バレエあたり障害発生率はそれぞれ0.97，1.24であり，オーバーユース障害が多く，アマチュアでは男女とも75%，プロでは女性64%が，男性50%がオーバーユース障害であり，男性プロバレエダンサーは外傷の発生も多いとされる[9]。これらのうち，膝関節障害は，アマチュアでは7〜36%，プロでは6〜22%にみられるという[9]。

引退した英国バレエダンサー46名，平均年齢50歳の調査では，腰痛症が71%にみられ，股関節と膝関節に痛みの症状がそれぞれ53%であり，80%が変形性関節症と診断され，36%が運動器障害により引退したという[10]。

ダンス障害には，スポーツ競技者と同様に，低い筋力が関連していることを示し，筋力増強はダンサーの障害に予防的な役割を果たすことを報告している[11]。

このようにバレエダンサーの障害予防の観点から，International Association for Dance Medicine and Science（IADMS）が，ダンサーの障害の報告システムを提案している[12]。

3. パフォーミングアーティスト膝関節の　外傷・障害とそのメカニズム

われわれが経験したパフォーミングアート，舞台芸術による運動器障害の種目は，クラシックバレエ，コンテンポラリーダンス，タップダンス，ジャ

ズダンス，ヒップホップダンス，社交ダンス（ボールルームダンス）や，ミュージカル，サーカス，テーマパークでのスタント，ストリートパフォーマンス，また，能，歌舞伎などによるものであった。膝関節の外傷・障害でさまざまな病態がみられるが，ダンスでの膝関節障害では，軟骨軟化症，膝前面痛，膝蓋大腿関節痛，ジャンパー膝，膝蓋腱症，前十字靭帯損傷，膝関節軟骨障害，半月板損傷などが報告されており，オーバーユース障害が多く，治療では保存療法が多い[9]。われわれの施設では，大腿四頭筋腱炎または膝蓋腱炎などのジャンパー膝，滑膜ひだ障害，膝蓋下脂肪体炎，腓骨筋腱炎，腓腹筋腱炎，鵞足炎などのオーバーユース障害と，膝蓋骨亜脱臼／脱臼，前十字靭帯損傷，内側側副靭帯損傷，半月板損傷（図1）などの膝関節外傷が見られた。これらに対してストレッチや薬物療法，物理療法，運動療法などの保存治療と，手術治療を選択している。

これらのパフォーミングアート，舞台芸術の膝外傷・障害のメカニズムは，主に以下の3つに分類さ

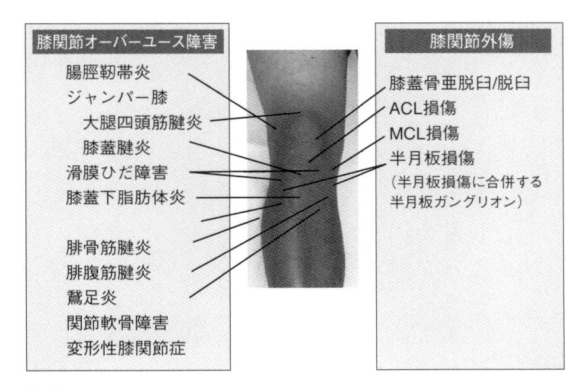

図1 パフォーミングアーティストにみられる膝関節外傷・障害

オーバーユース障害と外傷がみられるが，オーバーユース障害の頻度が多い。軽微な外傷の既往があり，その後に，パフォーマンスを継続するにつれて繰り返す力学的ストレスによりオーバーユースとして発症するものも多い。オーバーユース障害に対し，運動療法，薬物療法，理学療法などとともに，原因となる筋緊張や下肢アライメントやパフォーマンスでの使い方，活動度などの是正による二次予防，再発予防が重要になる。外傷では，手術治療を選択することもある。

れると考えられる.

①繰り返すジャンプの踏切と着地などによるオーバーユース障害

　バレエやジャズダンス, ヒップホップダンスなど, 繰り返すジャンプの多いパフォーマンスで, ジャンプ踏切, 着地の繰り返しに起因すると考えられる障害である (図2). ジャンパー膝, 膝前面痛をきたす膝蓋下脂肪体炎や, 滑膜ひだ障害, ハムストリングや腓腹筋, 腓骨筋の筋膜炎や腱障害がみられる.

②ターンアウト, 過伸展, 外反など関節可動域, 下肢アライメントに起因すると考えられる障害

　バレエでは, 下肢のターンアウトと呼ばれる股関節を主とした過度の外旋位で足のポジションをとる. 十分な股関節の可動域が得られない場合に, 膝関節で過度の脛骨外旋が強制されることに起因すると考えられる膝関節とその周囲に障害がみられる.

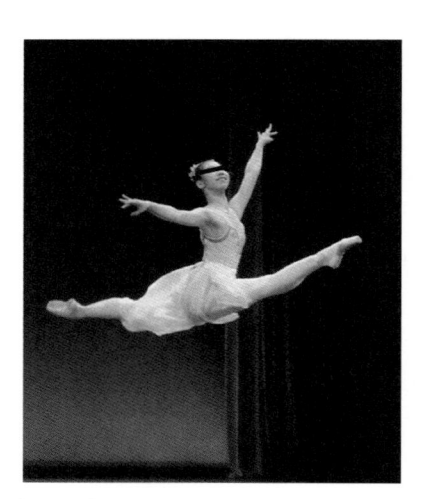

図2　バレエダンサーのパフォーマンスとオーバーユース障害 (半月板損傷, 滑膜炎)

　バレエでは, 片脚でのジャンプ踏切, 着地動作も多く, 繰り返すストレスによる膝関節オーバーユース障害も多い. 着地時の繰り返すストレスに加えて, ターンアウト, 過伸展による膝関節へのストレスが原因と考えられることもある. 本例では, 膝関節伸展時に後内側に疼痛があり, MRIにて内側半月板後節損傷と周囲滑膜組織に炎症所見があり, 保存治療にて改善せず, 関節鏡視下滑膜切除術と, 術後に膝関節周囲筋の機能訓練, 着地動作でのバランス指導など積極的なリハビリ指導, 実施を行い, 疼痛消失してバレエに復帰した.

　病態としては, 鵞足炎や腸脛靭帯炎, 滑膜ひだ障害などがみられる. また, ダンサーやパフォーミングアーティストでは関節可動域が広く, 膝関節の過伸展や外反を示す例もあり, 過伸展や外反によると考えられる膝蓋下脂肪体炎や外側半月板損傷, 半月板ガングリオン, 変形性膝関節症がみられる. 膝蓋骨不安定症による膝蓋骨亜脱臼や脱臼, 不安定感を訴える例もみられる. この関節可動域に起因すると考えられる膝関節障害は, パフォーミングアーティストに特徴ある障害と考えられる (図3).

③着地, 衝突などによる外傷

　スポーツ障害での非接触型損傷や接触型損傷と同様に, 着地動作でバランスを崩したことによる外傷や, 他人や障害物との衝突による膝関節捻挫, 靭帯損傷, 半月板損傷などの外傷がみられる.

4. 診断と治療

①オーバーユース障害の診断

　繰り返す動作により膝伸展機構の大腿四頭筋や, ハムストリング, 腓腹筋, 腓骨筋の筋緊張が強く, 機能的な筋の短縮や拘縮が疼痛の原因であることも多い. 膝関節可動域, 膝周囲筋の柔軟性を検査するとともに圧痛点, 動作時の疼痛の部位, 疼痛誘発の動作などから, 筋, 腱, 筋腱移行部などの障害部位を検索する. 骨のストレス性の障害から疲労骨折などを疑う場合には, 叩打痛なども部位診断に有用である. さらに, MRIや, 超音波など画像診断にて軟部組織像や, X線, CTなどの骨変化で診断を確定する. 特に, MRIでの骨髄内信号変化 (bone marrow lesion：BML) は, 疲労骨折やそれ以前の骨のストレス性変化を診断するのに有用である. また, ベテランや引退後のアーティストでは, 関節軟骨障害や変形性膝関節症がみられることもあり, MRIによる軟骨異常の有無を内外側大腿脛骨関節のみならず, 膝蓋大腿関節, 水腫, BMLの有無につき注意深く観察し, 診断する.

②オーバーユース障害の治療

　股関節を含めた膝関節周囲筋のしっかりとしたストレッチと，オーバーユースとなっている活動度の指導などを行う．シューズや床の特徴など，用具や環境についても状況を聴取して，改善可能なものにはより衝撃の少ない方法などを検討する．着地動作の繰り返しが原因となっている場合には，われわれは，着地動作で膝や下腿にかかる衝撃を，床反力計や加速度センサーを用いて床反力や加速度を測定することにより，左右差や体重比として評価して，足部，足関節，膝関節，股関節の連動した動きについて機能的な問題点やより適切な身体活動を示し対処している．特に，膝オーバーユース障害では，その上下関節である足部足関節と股関節について評価して，問題点があれば指導，解決することによりオーバーユース障害の再発を防ぐことが重要と考える．

③可動域，アライメントに起因する障害の診断

　スポーツ選手などアスリートの場合は関節可動域が低下していることによる障害が見られることがあるが，パフォーミングアーティストの場合には，逆に，可動域が大きく，膝関節では過伸展や外反アライメントに起因すると考えられる障害もみられる．患側と健側の差や，靭帯損傷や関節包など支持組織の損傷の既往の有無や，関節動揺性がないかを徒手検査にて確認する．拮抗筋の筋力や反応性収縮の不全がないかなど，機能的な評価も重要である．

④可動域，アライメントに起因する障害の治療

　ダンサーやその他のパフォーミングアーティストでは，比較的軽微な受傷の既往により，その後，膝過伸展肢位や外反位での繰り返す力学的ストレスにより発症していると考えられる障害がみられる．これらの過伸展や外反位は，保存治療や手術治療でも改変することは困難であるので，できるだけ関節の一部にストレスが集中しないような関節の使い方，拮抗筋の収縮を促す運動療法や，患部周囲の拘縮改善，可動性を向上させるよう，ストレッチやマッサージ，温熱，低周波，超音波など物理療法を実施する．過伸展やアライメントは変わらないが，長期的な運動指導により，疼痛の軽減が得られることがある．MRなど画像検査で半月板損傷やガングリ

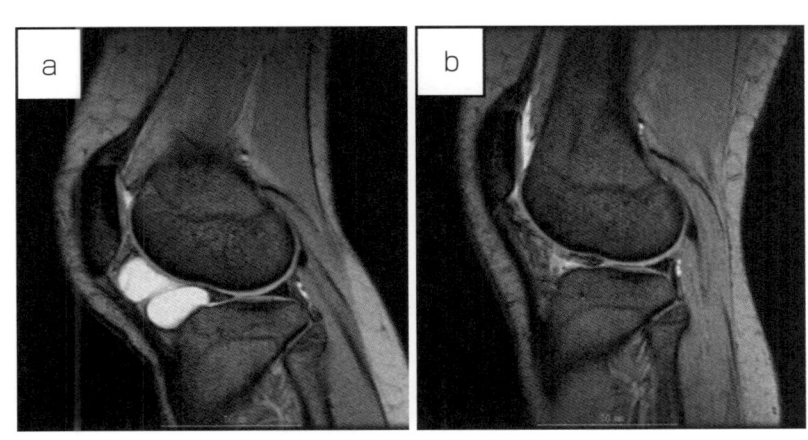

図3 バトントワリングでの膝関節過伸展の関節可動域に起因すると考えらえる障害：外側半月板前節損傷とガングリオン形成

a：来院時 MR 像　b：半月板縫合術とガングリオン摘出縫縮術後6ヵ月の MR 像

　13歳女子のバトントワラーで，膝関節過伸展を両側膝に認める．患側を過伸展した際に膝前外側に疼痛が生じたが，その後もバトントワリングを継続していた．疼痛が徐々に増強したため来院し，MRIにて外側半月板前節損傷とガングリオン形成を認めた．hyperextention テスト陽性で，階段昇降の日常生活でも疼痛があり支障をきたしたため，手術治療にて半月板縫合術，ガングリオン摘出縫縮術を行い，術後リハビリテーションで膝関節周囲筋の機能訓練を行い，疼痛が軽減したためバトントワリングに復帰した．

オン，遊離体などみられる場合には，関節鏡視下半月板縫合術やガングリオン摘出術，遊離体摘出術と術後リハビリテーションを行う．

⑤外傷の診断

MRI，X線での画像診断により靭帯，半月板，関節軟骨など解剖的主要構造物の損傷の有無について精査を行う．

⑥外傷の治療

ACL損傷や半月板損傷，膝蓋骨脱臼，関節軟骨障害がみられる場合，手術治療を選択し，術後に機能回復，再発予防のためのリハビリテーションを実施する．

5. 一次，二次，三次予防のためのリハビリテーション

スポーツ選手での外傷・障害での治療と同様に，パフォーミングアーティストでの膝関節外傷・障害に対する治療では，高い身体活動能力が求められるためリハビリテーションは重要である．特に，オーバーユース障害の治療と，治療後の再発予防にはリハビリテーションは非常に重要である．

①一次予防（primary prevention）

治療後，または，健常な状態から障害・外傷の発生を予防するために，正常な関節可動域，筋柔軟性の維持，筋力増強，バランス能力を高める．

②二次予防（secondary prevention）

軽度な障害・異常を早期発見し，パフォーマンスの低下を防ぐため，低下した関節可動域の回復，拘縮の改善，低下した筋力の改善等を指導，実施する．

③三次予防（tertiary prevention）

関節軟骨障害や変形性関節症など，不可逆的な解剖学的関節構造の磨耗，変性等に対して，重症化を防ぐために筋収縮力の改善と回復，制限された関節可動域の改善，炎症所見のある患部のアイシング，安静等を指導，実施する．

文　献

1) Ekegren CL, Quested R, Brodrick A : Injuries in pre-professional ballet dancers: Incidence, characteristics and consequences. J Sci Med Sport 17 : 271-275, 2014
2) Wilson JC, Quinn BJ, Stratton CW, et al. : Athletes Doing Arabesques: Important Considerations in the Care of Young Dancers. Curr Sports Med Rep 14 (6) : 448-454, 2015
3) Anand PA : Medical attention seeking dance injuries: systematic review of case reports. Phys Sportsmed 45 : 64-74, 2017
4) Smith TO, Davies L, de Medici A, et al. : Prevalence and profile of musculoskeletal injuries in ballet dancers: A systematic review and meta-analysis. Phys Ther Sport 19 : 50-56, 2016
5) Caine D, Goodwin BJ, Caine CG, et al. : Epidemiological Review of Injury in Pre-Professional Ballet Dancers. J Dance Med Sci 19 : 140-148, 2015
6) Kenny SJ, Whittaker JL, Emery CA : Risk factors for musculoskeletal injury in preprofessional dancers: a systematic review. Br J Sports Med 50 : 997-1003, 2016
7) Bowerman EA, Whatman C, Harris N, et al. : A review of the risk factors for lower extremity overuse injuries in young elite female ballet dancers. J Dance Med Sci 19 (2) : 51-56, 2015
8) Ekegren CL, Quested R, Brodrick A : Injuries in pre-professional ballet dancers: Incidence, characteristics and consequences. J Sci Med Sport 17 : 271-275, 2014
9) Smith PJ, Gerrie BJ, Varner KE, et al. : Incidence and Prevalence of Musculoskeletal Injury in Ballet: A Systematic Review. Orthop J Sports Med 3 : 1-9, 2015
10) Smith TO, de Medici A, Oduoza U, et al. : National survey to evaluate musuloskeletal health in retired professional ballet dancers in the United Kingdom. Phys Ther Sport 23 : 82-85, 2017
11) Moita JP, Nunes A, Esteves J, et al. : The Relationship Between Muscular Strength and Dance Injuries: A Systematic Review. Med Probl Perform Art 32 : 40-50, 2017
12) Liederbach M, Hagins M, Gamboa JM, et al. : Assessing and Reporting Dancer Capacities, Risk Factors, and Injuries: Recommendations from the IADMS Standard Measures Consensus Initiative. J Dance Med Sci 16 : 139-153, 2012

4 一流バレエダンサーの前十字靭帯損傷事例にみる損傷のメカニズム，診断，治療，舞台復帰まで

稲波脊椎・関節病院　**内山 英司**

関東労災病院スポーツ整形外科10年間でクラシック・バレエダンサーの手術は115件行われていた．そのうち膝前十字靭帯（ACL）断裂手術は37件（32％）でもっとも割合が高い（**図1**）．男性6名，女性31名で女性が83％と多く，受傷年齢の平均は女性29.7歳（16〜55），男性31.7歳（21〜47）であった．

高校生以下は女性の4名と少なく，他の競技に比べ比較的受傷年齢は高い．プロダンサーは女性7名，男性は5名．そのうち男性4名はソリスト以上の一流のプロダンサーであった．高度な演技を続けている中での受傷と思われる．復帰後再断裂や反対側受傷例はない．

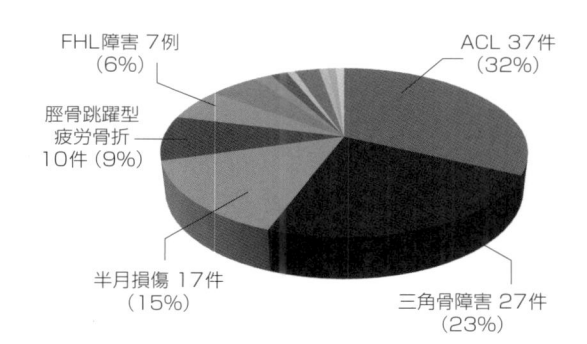

図1 クラシック・バレエダンサーの手術種類
（関東労災病院スポーツ整形外科）

ACL 37件（32％）
FHL障害 7例（6％）
脛骨跳躍型疲労骨折 10件（9％）
半月損傷 17件（15％）
三角骨障害 27件（23％）

1. 受傷機転

クラシック・バレエでみられる受傷の多くは着地時，急に視界から消えるような印象で膝から崩れ落ちる形で起きる．なかでも高い跳躍を必要とするカブリオール，ヘリコプター，ジュテアントルラッセなどの着地時に受傷している．その中で前カブリ

オールでの着地での受傷が多いようである．後ろカブリオールに比べ，前カブリオールは着地時股関節が内旋位になりやすいためと思われる．受傷本人の印象では膝が内側に入ったと述べている．単なるレッスン中ではなく，リハーサルや公演中に受傷することが多いようである．不意の動作ではなくほとんど定型的に決められた動作であるが，衆目の中で失敗できないという緊張感や，よりよい演技をしたいという心理的な影響が受傷の要因として考えられる．また受傷時の状況を聴取すると，音楽に遅れ気味で焦った，いつもよりりきんで跳んだなどと述べている．一流ダンサーとして ACL 断裂を回避するには不適切な受傷肢位に原因を求めるのではなく，安定した心理状態で演技ができるような鍛錬が必要なのかもしれない．

2. 診断

着地などで膝が内側にずれた感覚があり，断裂感（pop）を感じることもある．直後の数分間に痛みのため立つことができなければ ACL 断裂が疑われる．その後歩行は可能となるが，当然演技は継続できない．時間経過により関節の腫脹が出現すれば，より強く ACL 断裂が疑われる．徒手検査はラックマンテストが有用で，健側に比べ，明らかな hard endpoint を得られなくなる．検査は脱力させることが必要であるが，痛みのため下肢に力が入りやすい．ハムストリングの緊張を取ることが肝要で，そのためには仰臥位とし，枕に大腿部を乗せ，下肢は軽度外旋すると診察しやすい（**図2**）．

関節穿刺で血腫が吸引されれば，80％以上は

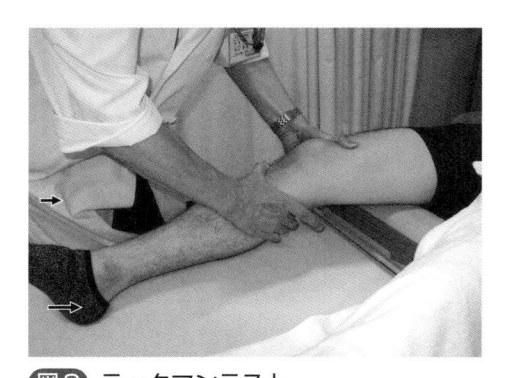

図2 ラックマンテスト

ハムストリングの緊張緩和のため，仰臥位にし，枕に大腿部を乗せ，股関節を軽度外旋位にする．

ACL 断裂の可能性が高い．X線で骨折の有無の確認も必要であるが，X線で異常所見がなくても上記症状であればMRI検査は必須である（**図3**）．正常なACLであれば，直線の線維構造が認識できるが，断裂するとACLは出血のため構造体が不鮮明となり，途絶，蛇行となる．また半月板損傷の合併の検索にも有用である．

3. 初期治療

急性期の治療は直ちにアイシングを行い，腫脹の軽減を図ることである．数分後には歩行できるようになり，足踏み程度は可能であるが，テーピングなどを行い踊ることは再受傷の危険性が高いので禁止である．そのためスタッフは，着地時に膝のずれ感を感じながらの転倒はACLの断裂である可能性が高いことを熟知する必要がある．

時にMRIでの読影レポートで不全損傷や部分損傷との診断となることがあるが，実際には靱帯安定性を有した部分的損傷はほとんどなくACL損傷はほぼ完全断裂といえる．急性期の症状は2〜3週間程度で回復し，走行も可能となるが保存治療では靱帯機能の回復は期待できず，活動性を高めると膝崩れ（giving way）を生じ，半月板断裂などの二次損傷をきたすことが多い．部分損傷との診断を頼りに安易に活動性を高めるのは要注意である．

安定性を確保するにはACL修復術ではなく再建手術が必要である．再建術に先立ち，初期からリハビリテーションを行い膝可動域の確保に努めることが重要である．特に伸展制限を解消し，怪我の前の過伸展状態を確保することは極めて重要である．手術後の伸展制限を残さないためにも，クラシック・バレエでは受傷後4週間程度は初期リハビリテーションを継続することが安全である．**図4**はダンサーの理想とする膝である．伸展0°ではなく，過伸展が目標となる．

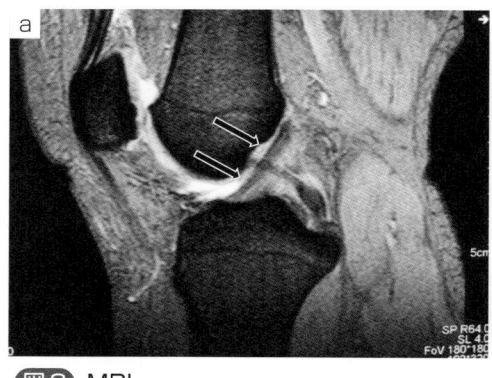
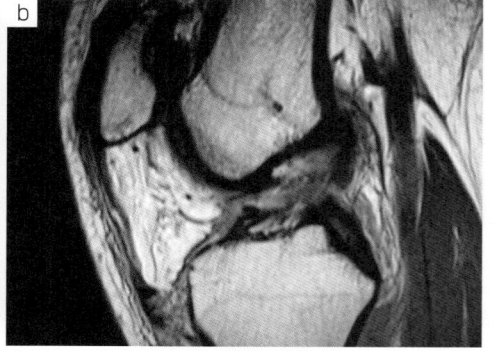

図3 MRI

a：正常ACL．直線線維構造が認識できる．
b：断裂したACL．ACLは出血のため構造体が不鮮明となり，途絶，蛇行する．

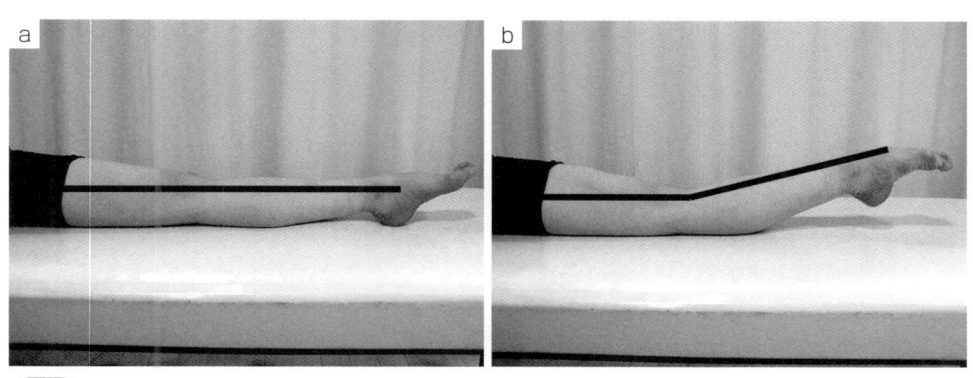

図4 クラシック・バレエダンサーの膝
a：伸展0°，b：過伸展．

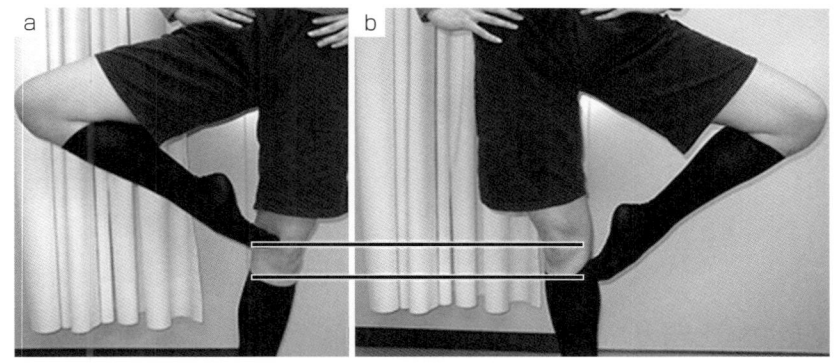

図5 STG再建でのパッセの左右差[1]
a：健側，b：手術側．STGで再建するとパッセの高さが異なる．

4. 手術治療

　一般的にACL再建には膝屈筋腱（STG），もしくは骨付き膝蓋腱（BTB）が使用され，安定性においては特に優劣はないといわれている．しかしクラシック・バレエにはBTBが適している．その理由としてSTGは膝の深屈曲筋であるためSTGを使用するとパッセのポーズで引き上げる脚の高さが維持できなくなるためである．膝の高さも不十分となり，バランスを取るため上半身の姿勢にも影響する．**図5**はパッセのポーズでSTGを使用した場合の左右差である．手術側の足の高さが異なることがわかる．膝の高さも左右差が出る．またSTGは股

関節伸展筋でもある．そのため股関節を伸展し脚を後方に高く上げるアラベスクやアティチュード等の動作も不十分となる．つまりクラシック・バレエではハムストリングの使用は不適切といえる（**図6**）．
　再建術では，従来移植腱の設置後移植腱が緩むことを懸念して，もっとも移植腱が緊張する軽度屈曲位固定（20〜30°）が推奨されてきた．しかし移植腱の弛緩程度が設置後予定通りであればよいが，予定より弛緩しなければ，伸展制限が残ることになる．特にBTBでの再建では設置後の移植腱の緩みは少ないので，屈曲位で固定すると伸展制限が残存する傾向が強くなるので避けなければならない．さらに過伸展となるようにするには移植腱の設置は完

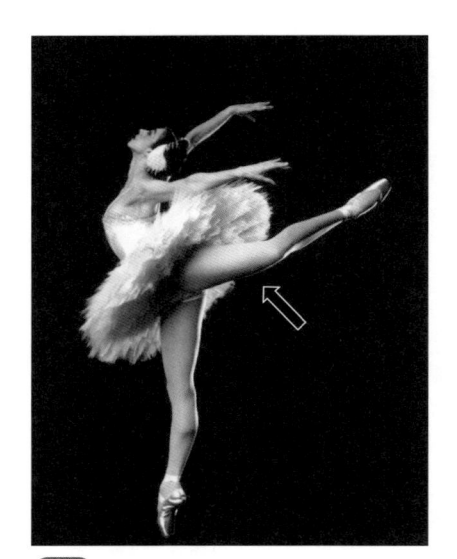

図6 アティチュード
股関節伸展位の重要性.

表1	リハビリテーションプログラム
術後2日	リハビリ開始（2週で退院）
4週	エアロバイク
8週	ジョギング
12週	ステップ動作　ドゥミプリエ
4ヵ月	バーレッスン　ピルエット徐々に
5ヵ月	筋力測定合格でセンターレッスン　グランプリエ 徐々にバレエ中の下肢の外旋を許可 ジャンプのレベルアップ
6ヵ月	徐々に捻りながらのジャンプ⇒着地を許可
7〜8ヵ月	筋力測定合格で徐々に復帰

（関東労災病院）[2]

全過伸位で行うのが勧められる．BTBを使用すると骨プラグ採取部の痛みが続くことがある．しかし不意に急な多方向へのストップ＆ランを繰り返す球技種目などとは異なり，クラシック・バレエは決められた動作であるためか元来膝蓋腱炎の発症が少ない．膝蓋腱への動作負荷が少ないためか復帰時期での採取部の痛みは，幸い軽い傾向にある．

図5のパッセはSTGで再建したダンサーである．BTBは痛いらしいとの理由で本人が希望したSTGを使用して再建している．現在もクラシック・バレエダンサーを続けているが，復帰するのにかなり苦労したという．

クラシック・バレエの世界的なトップダンサーの名言がある．

・痛いのは我慢できるが，パッセが垂れるのは許せない．

・過伸展しない膝は屈辱的だ．

5. 復帰

筆者が行っているリハビリテーションプログラム

を紹介する（**表1**）．術後可及的早期に荷重歩行訓練を開始する．通常1週間で松葉杖での保護歩行は解除される．早期に他動伸展確保も重要であるが，さらに床から踵が上がるよう自動伸展訓練も重視している．4週目よりエアロバイクが開始され，8週目でジョギングが行われる．過伸展膝が確保されていればルルベも始める．12週目で基本ステップ，ドゥミプリエを始め，3〜4ヵ月でバーレッスン，徐々にピルエットを行う．

5ヵ月の筋力測定で健患差80%以上となればセンターレッスン，グランプリエに取り掛かり，徐々にバレエ中の下肢の外旋を許可する．ジャンプのレベルを上げ，捻りながらのジャンプの着地を開始し7〜8ヵ月に復帰をめざしている．一流男性ダンサーは8ヵ月程度で舞台に復帰しているが，主役となるとプリンシパルで11ヵ月，ソリストでは11〜14ヵ月を要していた．完全に戻れたのは1年6ヵ月程度を要したと述べているダンサーもいるように，完全な復帰には1年以上必要のようである．

文　献

1) 内山英司：前十字靱帯再建術．Sportsmedicine, 176 (12)：1-19, 2015

2) 内山英司，岩噌弘志 監：改訂版スポーツ外傷・障害に対する術後のリハビリテーション．運動と医学の出版社，神奈川，2013

5 バレエダンサー3例における股関節痛と脊椎骨盤矢状面アライメントの関係：FAIとの比較

東京医科大学整形外科　関 健・山藤 崇・依藤 麻紀子・鈴木 秀和・遠藤 健司・香取 庸一・山本 謙吾

本邦ではバレエ人口は増加傾向にあり，そのパフォーマンスによる障害も問題となっている．その中で，股関節障害においては股関節唇損傷が原因となることが多い．バレエでは過度な股関節運動がインピンジメントの発生に関与しているとされているが，同じく股関節唇損傷の原因となる大腿骨寛骨臼インピンジメント（femoroacetabular impingement：FAI）では，近年脊椎骨盤矢状面アライメントが発症に関与していることが報告されている．股関節と脊椎が互いに影響を与えていることは Hip-spine syndrome の概念でも述べられているが，これは高度なバランスを要する姿勢をとるバレエにおいても影響している可能性がある．しかし，これまでにバレエダンサーの股関節障害と脊椎アライメントの関連についての報告はない．われわれは股関節唇損傷を発症したバレエダンサーに対し，骨形態や手術所見，脊椎骨盤矢状面アライメントを評価し，その関連について検討した結果を報告する．

1. 対象と方法

対象は当院で股関節唇損傷に対し股関節鏡視下手術を施行したバレエダンサー，3例3股関節（男性1例，女性2例），平均年齢は37.0歳（23～49歳），症例①は23歳女性のプロバレエダンサー，症例②は39歳女性の指導者，症例③は49歳男性の指導者であった．

評価項目は，身体的特徴として，身長，体重，BMI，全身弛緩性，股関節不安定性を評価した．全身弛緩性は Beighton スコアで7/9点以上を不安定性ありと評価した．股関節不安定性は術中股関節鏡透視所見で牽引操作にて関節裂隙が開大する症例を nonresistance，牽引と回転操作で開大する症例を loose，牽引回転操作に抵抗する症例を tight と評価した（図1）．

次に画像的特徴として，寛骨臼形成不全，FAI，脊椎骨盤矢状面アライメントの評価を行った．寛

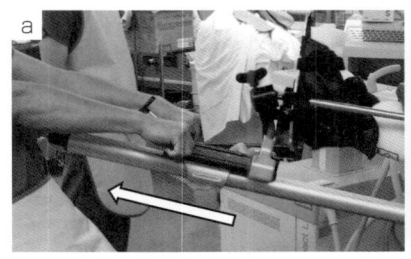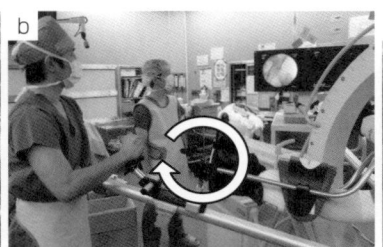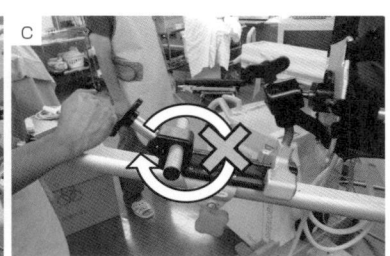

図1 術中股関節鏡透視所見での股関節不安定性の評価

a：nonresistance（牽引操作で関節裂隙が開大する），b：loose（牽引と回転操作で関節裂隙が開大する），c：tight（牽引と回転操作で関節裂隙が開大しない）

骨臼形成不全の評価は股関節X線正面像でCE（center-edge）角，sharp角，ARO（acetabular roof of obliquity），股関節profile撮影でVCA（vertical-center-anterior-margin）角を評価した．FAIの評価は臼蓋辺縁の骨性突出であるpincer変形を示唆する所見として股関節X線正面像でcross-over sign, coxa profunda, Protrusio acetabuliを，大腿骨頭頸部移行部の骨性突出であるcam変形を示唆する所見として股関節X線軸位像でα角，正面像でpistol grip deformity，また臼蓋と大腿骨のインピンジメントを示唆する所見として正面像でherniation pitsを評価した．

脊椎骨盤矢状面アライメントの評価は立位全脊柱側面像で行った（**図2a**）．計測項目は，第7頸椎椎体中央から引いた垂線と仙骨終板後縁の距離（sagittal vertical axis：SVA），第4胸椎上位終板と第12胸椎下位終板のなす角度である胸椎後弯角（thoracic kyphosis：TK），第1腰椎上縁と仙骨上縁のなす角度である腰椎前弯角（lumbar lordosis：LL），大腿骨頭中心の中点と仙骨終板の中央を結ぶ線と大腿骨頭中心の中点から引いた垂線のなす角度である骨盤傾斜角（pelvic tilt：PT），仙骨終板と

水平線のなす角度である仙骨傾斜角（sacral slope：SS），大腿骨頭中心の中点と仙骨終板の中央を結ぶ線と仙骨終板の中央から終板に対して引いた垂線がなす角度である骨盤形態角（pelvic incidence：PI）を計測した（**図2b**）．

最後に術中股関節鏡所見で股関節唇損傷をLage分類で，軟骨損傷をICRS分類でそれぞれ発生部位を含めて評価した．

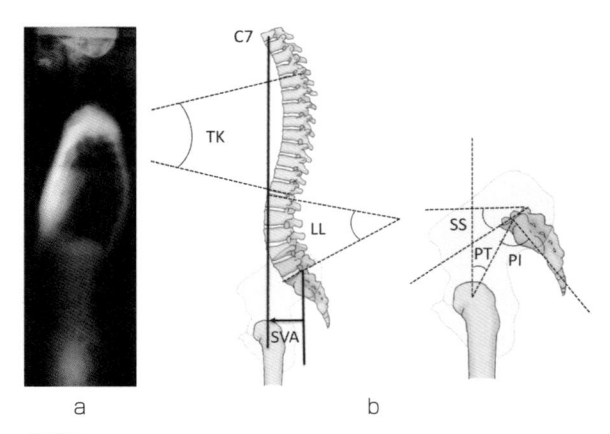

a　b

図2　脊椎骨盤矢状面アライメントの評価
a：立位全脊柱XP側面像，b：各種アライメントの評価方法

表1　身体的特徴

症例	①	②	③	平均
身長（cm）	160	162	170	164
体重（kg）	51	49	60	53
BMI	19.9	18.6	20.8	19.8
全身弛緩性	7/9	7/9	6/9	-
不安定性	loose	nonresistance	nonresistance	-

表2　寛骨臼形成不全の評価

症例	①	②	③	平均
Sharp角（°）	44	48	43	45.0
CE角（°）	25	31	26	27.3
VCA角（°）	19	30	35	28.0
ARO（°）	14	12	11	37.0

表3 FAI の評価

症例	①	②	③
pincer	（−）	（−）	（−）
pistol grip	（−）	（−）	（+）
α 角（°）	45	46	72
herniation pits	（−）	（−）	（+）

表4 脊椎骨盤矢状面アライメントの評価

症例	①	②	③	平均
SVA（mm）	− 56	− 3	18	− 41
TK（°）	17	27	28	24
LL（°）	46	38	49	44
PT（°）	4	14	29	16
SS（°）	28	14	35	25
PI（°）	32	43	49	41

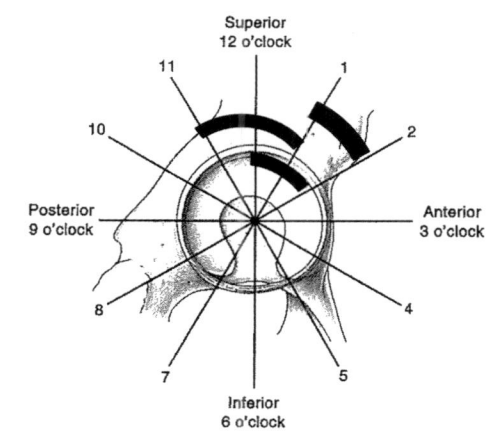

図3 股関節鏡所見での股関節唇損傷の部位

2. 結果

　身体的特徴では，平均身長は164cm，平均体重は53kgであり，女性の2例ではBMIが20未満と痩せ型であったが，肥満の症例はなかった．3例中2例でBeightonスコアが7/9点と全身弛緩性があり，股関節鏡手術時の牽引操作では1例でloose，2例でnonresistanceと3例全例に股関節不安定性を認めた（**表1**）．

　骨形態の評価では症例①でCE角が25°，VCA角19°と境界型寛骨臼形成不全を認めた（**表2**）．FAIの評価では，pincer型変形を示唆する所見はなかったが，症例③でα角は72°と高値であり，pistol grip変型とherniation pitsが陽性で，cam型変形を認めた（**表3**）．脊椎骨盤矢状面アライメントの評価では，PIが症例①では32°，症例②では43°と3例中2例で日本人平均値と比較すると低値であり[1]，いずれもPTは4°，14°と骨盤は前傾していた（**表4**）．

　股関節鏡所見では，いずれの症例も11時から2時方向に股関節唇損傷を認めた（**図3**）．Lage分類による股関節唇損傷の評価ではperipheral longitudinalが2例，radial fibrillatedが1例であり，ICRS分類の軟骨損傷の評価ではGrade ⅠからⅢがそれぞれ1例ずつであった．

3. 考察

　股関節唇損傷の原因として外傷，FAI，関節弛緩性，寛骨臼形成不全，変形の5つが挙げられる．このなかでスポーツでの動作に関連するものとしてFAIと関節弛緩性が報告されている．FAIは寛骨

臼辺縁と大腿骨頸部または骨頭頸部移行部の骨形態異常に，スポーツでの繰り返しの股関節運動が加わることでインピンジメントが生じ，関節唇や関節軟骨の損傷を引き起こす．関節弛緩性はバレエダンサーに多く認められ，Duthon らはバレエの繰り返し動作により大腿骨頭の亜脱臼が生じ，正常の股関節形態であっても pincer 様のインピンジメントが生じうると報告しており[2]，Kolo らはバレエダンサーの股関節痛では cam，pincer といった FAI の形態異常は少ないと報告している[3]．本研究では3例全例で関節弛緩性を伴い，股関節唇損傷の発生に関節弛緩性が影響していることが示唆された．

しかし，股関節の形態異常を伴う FAI では，近年，脊椎アライメント，特に PI や PT との関係が示唆されている．Gebhart らは骨格標本での研究で PI が低値であることと，cam および pincer 病変の間には関連性があることを報告した[4]．Siebenrock らは，骨盤が9°前傾することで，cross-over sign の陽性率は50%から100%へ増加することを報告している[5]．Ross らは，3次元モデルの CT シミュレーションで PT が10度減少することで，cross-over sign の陽性率は48%から86%へ増加し，posterior wall は38%から74%へ，prominence ISS は28%から68%へ増加し，インピンジメントを起こさない内旋の可動域が平均5°から9°減少することを報告した[6]．

PI は仙骨終板の中央から終板に対して引いた垂線と仙骨終板の中央と大腿骨頭中心の中点を結ぶ線がなす角であり，骨盤の方向と腰椎前弯を決定する唯一の解剖学的に独立したパラメーターである[4]．湯川ら[1]の631名の健常者における研究では，日本人の PI の全体平均は53.6±11.6°であり，男性は52.6±10.4°，女性で54.9±11.4°と女性で男性よりやや高値である．女性では40代以降で約5°の PI 平均値の増大を認めるが，それ以外ではほとんど一定であり，変化の理由として妊娠の影響が示唆されている．PI は PT と SS の和で表され，PI が高値であることで PT と SS も高値となる．PT が高値で

あることで骨盤は後傾し，SS が高値であることで矢状面バランスを保つために腰椎の前弯の増強を引き起こす．逆に PI が低値であることで骨盤は前傾し，仙骨は平坦化することで腰椎前弯は減少する傾向となる．Roussouly らは，PI は骨盤後傾の許容量を規定し，PI が低値であることは骨盤後傾の代償作用の許容が小さいことを述べている[7]．これらより，PI が低値であることは骨盤を後傾させることができずに PT が減少し，臼蓋の前方被覆が増加することで FAI 患者の臼蓋前方のインピンジメントを引き起こす可能性が示唆される．本研究は症例③で FAI の形態異常を認めたが，PI 値は日本人の平均値内であった．そのため，脊椎骨盤アライメントの影響は認められなかったと考えられる．しかし，その他の骨形態異常がない症例①，②では，PI が低値であり，股関節不安定性の他に PI が低値であることが臼蓋と大腿骨頸部のインピンジメント発生に影響している可能性が示唆された．また，女性で若年発症の症例の方が PI が低値であり，若い年齢から臼蓋と大腿骨のインピンジメントを繰り返していたことが若年発症を引き起こした可能性がある．

実際，バレエの動作では，股関節を過度に屈曲し下肢を挙上する動作が多い．バットマン動作という足を前方に挙げる動作でも過度な股関節屈曲が起こり，このとき寛骨臼とインピンジメントが生じる部位は本研究で股関節唇損傷が生じていた部位に一致していた．臼蓋と大腿骨のインピンジメントを避けより大きな可動域を得るために，バレエの姿勢では下肢を外旋させた姿勢をとる．基本姿勢である第1ポジションでは，つま先が床の上で一直線に横に開いているが，このとき90°の下肢外旋のうち股関節で約45°外旋させている．しかし，本研究結果からは，大腿骨側のインピンジメント回避のみではなく，骨盤側でのインピンジメントを回避する動作も重要であることが考えられた．そして，その能力は PI という個々の骨盤形態に応じて決定されるかもしれない．過度な股関節屈曲動作において骨盤後傾

によるインピンジメントを回避する動作をPIが低値の症例では十分に行えないため，PIが低値の症例であるほどより若年で股関節唇損傷が発生した可能性が考えられた．

本研究の限界として，対象者数が3例と少ないことから，より正確な結果を求めるには症例を重ねての研究が必要である．

まとめ

・バレエダンサーでは股関節不安定性や極端な可動性によるインピンジメントが股関節唇損傷の原因になると考えられた．
・バレエダンサーではPIが低値であると，骨盤後傾能が低く，バレエ動作におけるインピンジメントリスクとなり，より若年での股関節唇損傷発症の可能性がある．

文　献

1) 湯川泰紹，加藤文彦，須田浩太，他：脊椎骨盤矢状面パラメーターの性差と加齢変化：631名の健常者データから．J Spine Res 7（1）：11-15, 2016

2) Duthon VB, Charbonnier C, Kolo FC, et al. : Correlation of clinical and magnetic resonance imaging findings in hips of elite female ballet dancers. Arthroscopy 29（3）: 411-419, 2013

3) Kolo FC, Charbonnier C, Pfirrmann CW, et al. : Extreme hip motion in professional ballet dancers : dynamic and morphological evaluation based on magnetic resonance imaging. Skeletal radiol 42（5）: 689-698, 2013

4) Gebhart JJ, Streit JJ, Bedi A, et al. : Correlation of pelvic incidence with cam and pincer lesions. AM J Sports Med 42（11）: 2649-2653, 2014

5) Siebenrock KA, Schoeniger R, Ganz R : Anterior femoro-acetabular impingement due to acetabular retroversion. Treatment with periacetabular osteotomy. J Bone Joint Surg Am 85（2）: 278-286, 2003

6) Ross JR, Nepple JJ, Philippon MJ, et al. : Effect of changes in pelvic tilt on range of motion to impingement and radiographic parameters of acetabular morphologic characteristics. AM J Sports Med 42（10）: 2402-2409, 2014

7) Roussouly P, Gollogly S, Berthonnaud E, et al. : Classification of the normal variation in the sagittal alignment of the human lumbar spine and pelvis in the standing position. Spine 30（3）: 346-353, 2005

6 身体運動科学から考えるダンス傷害予防の可能性

お茶の水女子大学 水村（久埜）真由美

アメリカの二大バレエ団の一つ，ニューヨークシティバレエ団の歴史的なプリンシパルダンサーであったスザンヌ・ファレルは，2011年の国際ダンス医科学会の開会式において "Dancer is the emotional athlete" と言っている．スポーツ医・科学研究が，競技スポーツ選手，すなわちアスリートを支援し，パフォーマンス向上や傷害予防に大きく貢献する事例は，国内外で数多く報告されている．アスリートとダンサーは，身体を酷使し，身体がパフォーマンスの資源である点において，まさに同じ性質をもつグループといえる．つまり，科学的研究がアスリートを支援できるように，ダンサーも支援することは十分可能である．

ダンサーを身体運動科学の視点から研究対象として捉えた先行研究は，1970年代にさかのぼる．ダンスの医科学に特化した国際学会は1990年代に設立されている．ここでは，先行研究の蓄積に触れると共に，ダンスによる傷害予防に，身体運動科学的研究が貢献する可能性について概説する．

1. ダンスの身体運動科学的研究の歴史

ダンスの身体運動科学的研究の中で，もっとも多く研究対象となっているダンスは，バレエである．これは，バレエの基礎訓練が体系化され，国を超えて共通に実施されていること，多くのダンスや芸術系スポーツの基礎訓練に取り入れられていること，世界各国にプロのバレエ団が存在し，プロダンサーを医科学的に支援する医療関係者が存在すること，などが関係している．PubMed を利用した文献検索においても，キーワードとして "dance, ballet,

human" の3語を入れると，3,000近い論文が検索結果に現れる．論文数は年々増加し，特に2010年以降に研究論文が増加している．また内容の推移をみていくと，1990年代以前は，プロダンサーにみられる特徴的な運動傷害や，ダンサーの身体特性の中でも，女性スポーツ競技選手にも共通するやせや月経異常を調査する研究が多かったが，その後，ダンスの運動特性やダンサーの身体特性，それも筋力や持久力といった身体能力を調査する論文がみられるようになった．2000年以降は，ダンスを行うだけでなく，ダンスの観賞や，想起するイメージに関連して，神経科学的研究も増えている．また近年では，パーキンソン病といった疾患や認知症，また転倒といった高齢者に特異的な医学的問題を予防あるいは解決する運動としてのダンスに注目するものが増加している．

スポーツ医・科学との接点としては，1982年の国際オリンピック会議において，"Dancer as the athlete" と題した論文集がまとめられている．その中では，まさにダンサーをオリンピック選手と同様に捉え，体力特性，動作特性，栄養特性，心理特性などから，ダンサーの特異性が論じられている．ダンスを対象に，医科学分野に特化した国際組織としては，1991年に設立された International Association for Dance Medicine and Science (IADMS) が挙げられる．この学会が設立される以前には，Performing Arts Medicine Association (PAMA) が，アメリカで設立され，年に1回の学術大会を，夏に国際的な音楽祭を開催することで有名なコロラド州アスペンにて開催している．PAMAは，芸術分野の中でも，音楽に特化した研究や医学

的問題を扱う事例が多く，その後，ダンスに特化した組織としてIADMSが設立された．IADMSは，Journal of Dance Medicine & Science という学術雑誌を発刊している．PAMA も Medical Problem of Performing Artists と呼ばれる学術雑誌を発行している．この2誌は，現在，PubMed に収載されており，前述のダンスを対象とした自然科学的研究数に増加がみられるのは，この2誌の存在によるところが大きい．特にIADMSの学術雑誌は，原著論文に加え，医学あるいは教育的総説も掲載されている．その一部は，他国語に翻訳されIADMSのウェブサイトに掲載されており，トウシューズを履き始める時期に関するガイドラインや，ダンサーの栄養に関する総説は，日本語訳もあり，ダンサーの身体をめぐる諸問題を知るうえで有益な情報を得ることができる．

2. ダンス傷害の危険要因

　ダンス傷害発生にかかわる危険要因については，他の運動傷害と同様に，内的要因と外的要因が考えられる．内的要因は，身体要因（アライメント，体格など），体力要因（筋力，持久力，柔軟性，平衡性，スキルなど），心理要因（緊張，競争，不安など），また外的要因は，環境要因（気温，湿度など），運動要因（練習量，振付など），用具要因（靴，服装など）のそれぞれ3つに分けて考えることができる．ダンスは，スポーツのように，学校での課外活動などで行われる機会が少なく，ほとんどが個人のダンススタジオで指導が行われている．このため日本においては，ダンスの鑑賞や実技経験をする機会は，スポーツと比べると圧倒的に少ない．またバレエを例にとると，動作にかかわる専門用語が，フランス語に端を発するために，バレエの専門用語の認知度も低い．野球のバント，サッカーのヘディングは知っていても，バレエのターンアウトやプリエは何だかわからないといった状況である．ダンスの専門

用語の理解は，ダンス傷害の発生要因や機序，予防策を考えることにつながるものと考える．

3. ダンス傷害発生の内的要因 ―ダンサーの身体・体力・心理―

　ダンサーの身体特性として挙げられる特徴は，「やせた」身体ということになるだろうか．日本人バレエダンサーを対象とした研究においても，体脂肪率は一般女性に比べて少ない[1]．ダンスの中でもバレエは，身体の審美性が要求されることから，過度なエネルギー制限を行う人が多い[2]．これは，女性スポーツ競技選手で問題とされる「三主徴」すなわち，利用可能エネルギー不足，運動性無月経，骨粗鬆症が起こりやすいことを意味する．またダンスは，屋内で練習や舞台のリハーサルを行うため，屋外に出る機会が少ない．イギリスで行われた研究によると，バレエダンサーは，日照時間の少ない冬期にビタミンD不足に陥ることが報告されており[3, 13]，近年では，プロのバレエ団が所属ダンサーにサプリメントを配布したという事例もある．科学的知見により，ダンサーの傷害予防が具体的な方策として実施された好例の一つといえる．

　ダンサーの体力特性として，高い関節可動性を有するということが，多くの先行研究により報告されている[4]．また関節弛緩性が高いものも多く，傷害発生の危険性とも関連が指摘されている[5]．しかしながら，例えばバレエにおいては，股関節の外旋可動域は，正常範囲を超えるものの，股関節内旋可動域については，一般人よりも低い事例も少なくない[6]．股関節屈曲可動域は大きいが，伸展に制限がある，あるいは大腿四頭筋や腸腰筋といった股関節屈筋群が硬いダンサーも確認されることから，ダンサーの身体特性を知る場合には，局所のタイトネスも確認する必要がある．

　また柔軟性以外の体力特性については，最大酸素摂取量を指標として持久力に関する報告がある

が[7]，ダンサーは，特に持久力が高いというレベルではないと報告している．また舞台での踊りは，短時間に中から高強度の運動を繰り返すという特徴があることから，ダンサーには，無酸素性能力が必要だと指摘する研究もある[8]．また一方で，疲労は，ダンス傷害の内的危険因子となることから，有酸素性能力が低いために，早期に疲労が生じることは，傷害の危険を高めることにつながる．ダンスの傷害が発生した時期を調べた研究によると，ダンスの舞台が上演されるシーズンの後半において，ダンス傷害が多発している（**図1**）[9]．これは，プロダンサーでは疲労軽減がダンス傷害の発生予防に直接的に結びつくことを示唆する結果である．

　ダンサーにとって，最終的な目標は，舞台の上で観客を感動させる踊りを実現することである．近年，コンクールと呼ばれる競技会の数が増加している．音楽等と同様に，コンクールは，若手の登竜門であるが，ダンサーとしてのキャリアは，コンクールで評価を受けた後に，専門的なトレーニングをさらに受け，プロの組織に所属してから始まる．舞台は，スポーツの競技会場等と異なり，舞台衣装を着て，舞台化粧をし，照明を浴び，観客の前で演技をするという特殊な環境にある．また難しい技術の動作を成功させたとしても，ダンサーは，その動作を笑顔でいとも簡単に行うようにみせるといったある種の演技も必要である．また実際の舞台上では，観客を前にする心理的緊張を考慮すると，立っているだけでも生理的負荷が増大していることは容易に想像できる．

　また舞台上では，どんなに疲労していても，笑顔で，あるいは疲労が観客に伝わらない形で，演技を続けなくてはならない．こうした状況を長く続けているダンサーは，痛みに対する閾値が高いという報告もある[10]．ダンサーの痛みの閾値が高いことは，傷害を重症化させる一要因とも考えられる．

4. ダンス傷害発生の外的要因―踊る環境・ダンスの動作特性・ダンスで使用する用具―

　傷害との関連を検討する必要があるダンスの環境要因として，床の素材が挙げられる．ダンススタジオで使われている素材が，ダンスによる傷害発生の危険因子となる可能性は大きい[11]．ダンスフロアの床材のスティフネスによっては，傷害発生の危険性が増加する場合がある．

　また多くのダンスは，屋内で行われるために，室

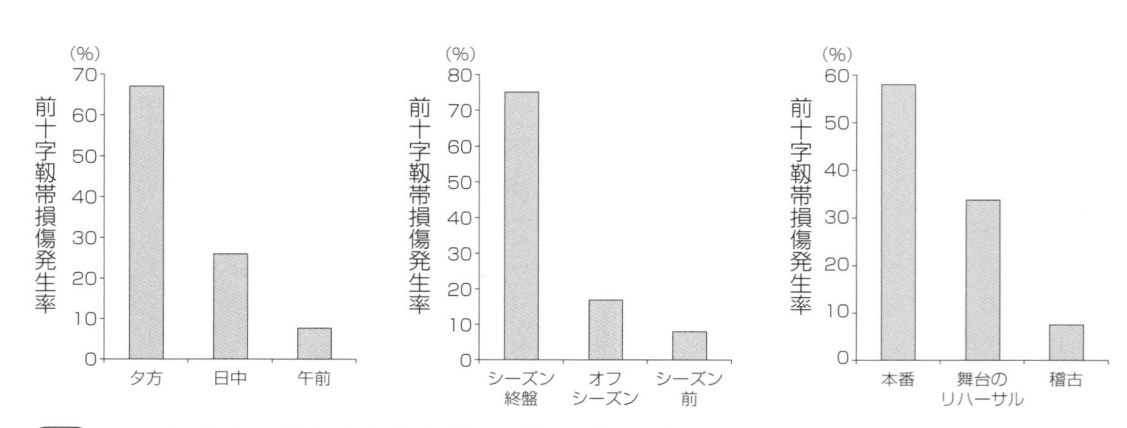

図1 ダンサーの前十字靭帯損傷が発生した時間，季節，行っていたダンスの場面
（Liederbach M, Dilgen FE, Rose DJ : Incidence of anterior cruciate ligament injuries among elite ballet and modern dancers : a 5-year prospective study. Am J Sports Med 36（9）: 1779-1788, 2008 より引用）

内の温度や湿度への配慮を怠る可能性が考えられる．室内であっても，高温あるいは多湿環境での運動は，水分あるいは塩分摂取を適切に行わないと，体調不良や熱中症を起こす可能性があるので注意する必要がある．

ダンスの動作は，多様である．多くのスポーツ種目では，走る，跳ぶ，投げる，打つ，蹴るといった特定の動作がパフォーマンスと関連するが，ダンスは，多種多様な運動パフォーマンスが要求される．またダンスにみられる非日常的な動作を行うためには，過度な柔軟性が要求される．バレエの基本の足のポジションと呼ばれる5つの肢位がある（**図2**）．これは，股関節の外旋位（ターンアウトまたはアンデオール）と呼ばれるバレエの基本技術に基づくものである．この肢位で股関節外旋可動域に制限があると，ダンサーは，下腿や足部を回外することによって，股関節外旋を補う事例がみられる．こうしたターンアウトに伴う問題により，外傷や障害を引き起こす場合がある．バレエでは，プリエ（**図3a**）と呼ばれる股関節外旋位での膝関節屈伸運動が頻繁にみられる．また舞台での演技では，アラベスクと呼ばれる片脚を後方に上げる動作（**図3b**）も頻繁にみられる．バレエの基礎訓練は，左右の動作をほぼ同じ程度行うことが知られているが，舞台での演技は，右脚を支持脚，左脚を上げる姿勢のほうが頻繁にみられる．バレエの舞台での演技は，こうした左右差がしばしば確認できる．

ダンス傷害にもっとも大きく影響を及ぼす用具としては，靴が挙げられる．バレエを例にとれば，トウシューズでの爪先立ち（**図3c**）を行うことにより，女性バレエダンサーの足部傷害発生の危険性が増加しているといっても過言ではない．急性および慢性傷害ともに，バレエダンサーでは，足部および足関節の傷害が他の部位に比べて頻繁に発生している[12]．発育発達期にあるジュニアのバレエダンサーでは，早期にトウシューズを履くことにより，トウシューズを着用して行う爪先立ちに必要な身体要因が整っていないことが，傷害の一因となる可能性が考えられる．前述のIADMSでは，トウシューズを履き始める時期について，バレエのトレーニングの開始年齢や経験，練習量，また足関節の可動域および筋力，体幹筋力，広義のコーディネーションが十分でない場合には，トウシューズを履くべきではないと提言している[15]．日本においては，一定の年齢に達したことで，トウシューズを履き出す事例が多いが，この点については再検討の余地があると考えられる．

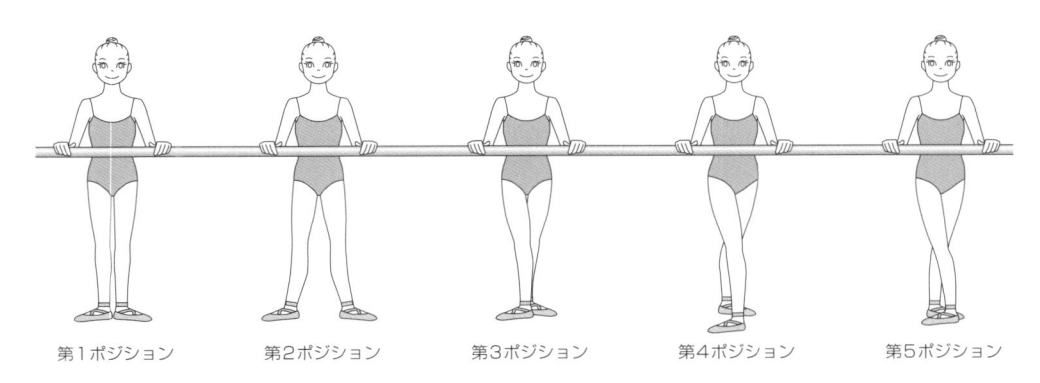

| 第1ポジション | 第2ポジション | 第3ポジション | 第4ポジション | 第5ポジション |

図2 バレエの足の基本ポジション
（水村（久埜）真由美：ダンスのかがく．秀和システム，東京，2013より引用）

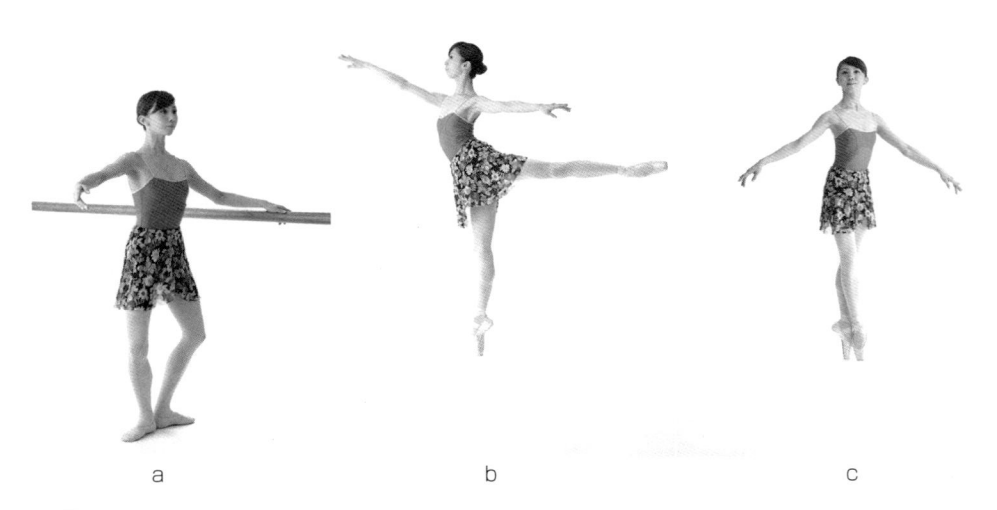

図3 バレエで頻繁にみられる動作
a：プリエ（股関節外旋位での膝屈伸運動）．
b：アラベスク（後方への下肢挙上運動）．
c：ポアント（トゥシューズ着用での爪先立ち）．
（水村（久埜）真由美：ダンサーなら知っておきたい「からだ」のこと．大修館書店，東京，2008より引用）

5．国内外におけるダンス傷害予防の取組

　海外においては，前述のPAMAやIADMSといった組織の存在が示すように，プロのダンサーを医科学にかかわる専門家が支援する体制は数多くみられる．各国の主要なバレエ団のウェブサイトをみると，常勤あるいは非常勤といった形で，医師，理学療法士，トレーナー，スポーツ科学専門家，ピラティス等のトレーニング指導者が，正式なスタッフとして名前を連ねている．こうした体制は，プロのスポーツ選手を抱えるチームが，所属する選手が契約期間内で，傷害を起こすことなく，最高のパフォーマンスを発揮できるように，医科学と連携している事例と変わらない．しかしながら，日本においては，諸外国のように，ダンサーを専任として雇用する形態を取っていない組織が多いことから，こうした体制を取る経済的基盤を持たないのが実状である．

　そのような状況の中，NPO法人芸術家のくすり箱（以下，くすり箱）は，ダンスを含めたさまざまな分野の芸術家のヘルスケアを支援しようと，2005年に設立された．くすり箱は，2008年と2012年にオーケストラに所属する音楽家，役者，バレエダンサー，伝統芸能家といった芸術家に対して質問紙調査を行い，芸術分野毎に異なるヘルスケア事情を報告している．2015年には，前述のPAMAの関係者を招聘し，国際シンポジウムを開催した．また2016年からは，文化庁の助成を受けてバレエ団やコンテンポラリーダンスグループの舞台上演を，医科学チームが支援する試みを行っている．

　また国内では，2010年に日本ダンス医科学研究会も設立され，諸外国と同様に，ダンスの医科学研究を活性化すると共に，ダンスの現場と医科学研究をつなぐ場として，年次学術大会や各種セミナーやワークショップを行っている．日本におけるこうした試みが，10年，20年と継続することにより，日本人ダンサーが健康で長くすばらしい踊りを披露するための環境が整備される必要がある．ダンスによ

る傷害予防には，医科学研究の充実に加えて，医学および科学分野に，ダンスをよく知り，ダンサーに寄り添うことができる人が増えること，またそうした人と人がつながってネットワークが構築されることが欠かせない．

文　献

1) Kuno M, Fukunaga T, Hirano Y, et al. : Anthropometric variables and muscle properties of Japanese female ballet dancers. Int J Sports Med 17 (2) : 100-105, 1996

2) Hincapié CA, Cassidy JD : Disordered eating, menstrual disturbances, and low bone mineral density in dancers : a systematic review. Arch Phys Med Rehabil 91 (11) : 1777-1789, 2010

3) Constantin NW, Arieli R, Chodick G, et al. : High prevalence of vitamin D insufficiency in athletes and dancers. Clin J Sport Med 20 (5) : 368-371, 2010

4) Kolo FC, Charbonnier C, Pfirrmann CW, et al. : Extreme hip motion in professional ballet dancers : dynamic and morphological evaluation based on magnetic resonance imaging. Skeletal Radiol 42 (5) : 689-698, 2013

5) Briggs J, McCormack M, Hakim AJ, et al. : Injury and joint hypermobility syndrome in ballet dancers — a 5-year follow-up. Rheumatology (Oxford) 48 (12) : 1613-1614, 2009

6) 水村（久埜）真由美：ダンサーなら知っておきたい「からだ」のこと．大修館書店，東京，2008

7) Cohen JR, Segal KR, Witrlol I, et al. : Cardiorespiratory responses to ballet exercise and the VO2max of elite ballet dancers. Med Sci Sports Exerc 14 (3) : 212-217, 1982

8) Wyon MA, Abt G, Redding E, et al. : Oxygen uptake during modern dance class, rehearsal, and performance. J Strength Cond Res 18 (3) : 646-649, 2004

9) Liederbach M, Dilgen FE, Rose DJ : Incidence of anterior cruciate ligament injuries among elite ballet and modern dancers : a 5-year prospective study. Am J Sports Med 36 (9) : 1779-1788, 2008

10) Tajet-Foxell B, Rose FD : Pain and pain tolerance in professional ballet dancers. Br J Sports Med 29 (1) : 31-34, 1995

11) Hooper LS, Allen N, Wyon M, et al. : Dance floor mechanical properties and dancer injuries in a touring professional ballet company. J Sci Med Sports 17 (1) : 29-33, 2014

12) Stracciolini A, Yin AX, Sugimoto D : Etiology and body area of injuries in young female dancers presenting to sports medicine clinic : A comparison by age group. Phys Sportsmed 43 (4) : 342-347, 2015

13) Ducher G, Kukuljan S, Hill B, et al. : Vitamin D status and musculoskeletal health in adolescent male ballet dancers a pilot study. J Dance Med Sci 15 (3) : 99-107, 2011

14) 水村（久埜）真由美：ダンスのかがく．秀和システム，東京，2013

15) Weiss DS, Rist RA, Grossman G : When can I start pointe work ? Guidelines for initiating pointe training. J Dance Med Sci 13 (3) : 90-92, 2009

1 舞台に役立つコンディショニング方法

Dr.KAKUKO スポーツクリニック　**中村 格子**

舞台芸術では芸術性を高めるために高い心身の鍛錬を常に必要としパフォーマンスに関連した怪我のリスクを負っている．技術練習に長時間を要することから過労やオーバーユース障害に陥りやすくプロのバレエダンサーにおいては1,000時間につき0.62から最大で4.4の怪我が発生するといわれている[1,2,3]．また怪我の原因も年齢，筋力，性別，柔軟性などの個体因子あるいは照明，フロアの硬さ，靴の形状や有無などの環境因子などさまざまである[4]．身体そのものの美しさを求めるために体重管理なども必要とされることから低栄養，低エネルギーに陥りやすい傾向がある[1]．舞台芸術においては，他の多くのスポーツ競技と異なりオン，オフシーズンなどの年間の緩急をつけたピリオダイゼーションを構築することが難しく，休養や患部の安静を十分に取ることが難しい場合が多い．年間を通して身体的に最良のコンディショニングを維持することは，パフォーマンスの向上のみならず，障害発生予防という観点からも望ましい．本稿では発生頻度の高い障害とその治療や予防という観点も踏まえ，舞台で有用なコンディショニング方法について解説する．

1. 環境因子の確認

一言で舞台といっても内容によってさまざまであり，その環境も同一ではない．あらかじめ環境因子を調査，理解することは，想定される障害の予防やよりよい治療，コンディショニングの提供につながる．

①活動エリアの確保

現場では，トレーナーの活動エリアは準備されていないことが多い．また舞台袖は照明が暗く活動しづらいことが多い．適切で邪魔にならないマット，ベッドなどの配置可能なエリアをクライアントに確認する．

②床の状態

舞台や練習場の床の状態は，特にシューズを着用しないモダンダンスや，ジャンプの多い男性ダンサーにとっては重要である．硬さ，滑りやすさ，傾斜の有無などをあらかじめ確認しておくとよい．

③気温

暑熱または寒冷環境などの環境に応じた準備が必要である．例えば，冬季の公演などでは足部が極度に冷えることがあるため，舞台袖などに温感シートやお湯を入れたボトルなどを用意し，待機時に足部を温める，暖かい室内履きを履くなどの血行改善のコンディショニングがパフォーマンス向上と障害予防に有用である．

④衣装や露出部の確認

処置やテーピングを行う際に，衣装や露出部分を知り，より目立たない方法を選択する配慮が必要である．

⑤スウィングの有無

怪我をした場合，どの程度の安静や休養が取れるのかを知ることができる．カンパニーや配役によりスウィング（代役）の有無が異なる場合がある．

2. 準備しておきたい道具

コンディショニングツールには，チューブ，各種サイズのボール，ポール，バランスクッションなどが挙

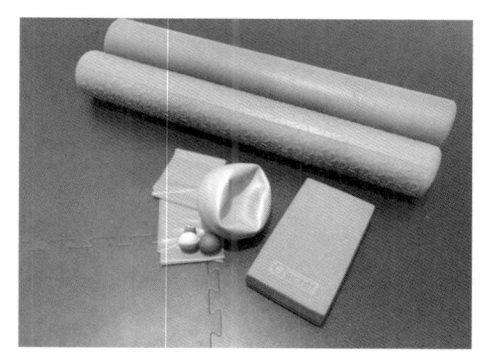

図1　コンディショニングツール
上から時計回りに ポール，バランスクッション，
ボール，チューブ．

げられる（**図1**）．かさばりにくく，持ち運びやすく，
また継続して自宅でも使えるようなものが望ましい．

3. 姿勢と呼吸，基本動作のチェック

　正しい筋肉の動きや下肢のポジションは安定した
全身の姿勢から得られる．そのため，基本姿勢の習
得は成長期においては重要であり，同時に正しいア
ライメントで下肢動作ができているかのチェックが
必要である．多くの障害は不安定な歪んだ姿勢や，
アライメント，また荷重のアンバランスから生じ

る[2,3]．姿勢やコアの安定のためには横隔膜の柔軟
性，脊柱起立筋，腹横筋，骨盤底筋の連動とそれら
を囲む筋膜と足底のメカノレセプター，および各関
節の固有感覚受容器の促通が不可欠であるので，基
本的な呼吸をしっかりと行い胸郭と横隔膜の柔軟性
を上げることはパフォーマンス向上の基礎となる．

①姿勢のチェック

【仰臥位】後頭部，背中，腰，大腿後面，ふくらは
ぎ，かかとが左右均等に接地しているかをチェック
する．胸郭の後面や膝裏が浮きすぎていないかを
チェックする（**図2**）．この時検者だけでなく，患者
にもセルフアセスメントさせることが重要である．
【立位】肩甲骨位置，骨盤位置の左右差を，側面よ
り姿勢をみてチェックする（**図3a, b**）．続いて前屈
をさせ脊椎のカーブ形状及び股関節のヒンジを確認
する（**図3c, d**）．ダンサーや体操競技者，フィギュ

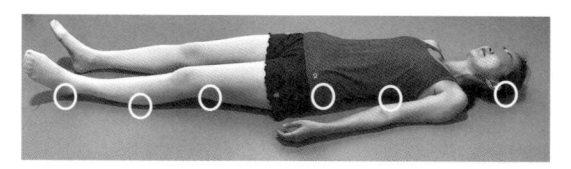

図2　姿勢のチェック
○印部が左右均等に床についているかをチェックする．
膝窩が床についていることが望ましい．

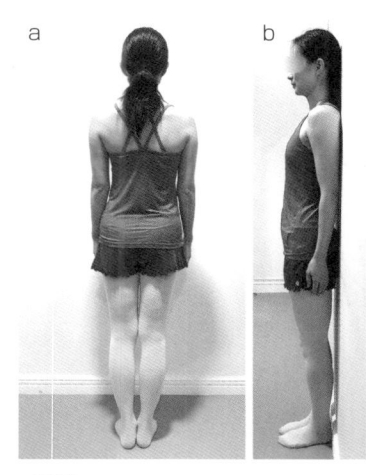
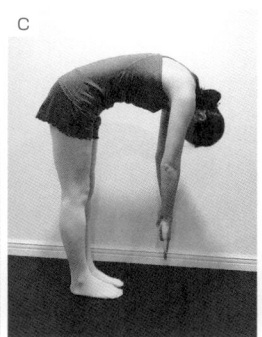
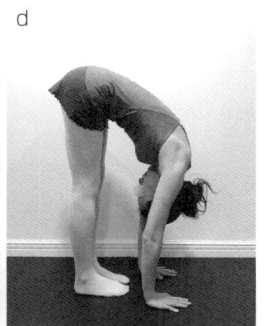

図3　姿勢のチェック

アスケーターで比較的高い頻度でみられる姿勢障害の特徴に，生理的カーブの減少と回転方向の偏りから生じる機能性側弯が挙げられる．

②基本動作のチェック（図4）

【足趾の巻き込みの有無】足を底屈させた際に甲を高く見せるために足趾を巻き込んでいないかチェックする．巻き込みがある場合，長趾・長母趾屈筋を適切に使えていない可能性がある．

【ドゥミプリエ*での足部回内（ターンオーバー）やknee in（膝が足関節の中心軸より内側に入って曲げてしまうこと）の有無】これらは，股関節の外旋可動域が狭い場合や股関節外旋筋力・内転筋力が不十分な場合に股関節の可動域を超えて足部を180度に開こうとすることが原因で生じる．結果として膝や足部でのねじれの代償動作が働き，骨盤の前傾や腰椎の前弯，内転筋力の低下，膝の不安定性や半月板損傷，外反母趾といった靭帯や関節軟骨の障害が生じうる．

【体幹安定性と荷重バランスの確認】片脚立ちでの軸の安定性を確認する．トレンデレンブルグ兆候の有無，骨盤回旋や下腿回旋動作の有無を確認する．

＊プリエ：脚を開いて膝を折り腰を落とすバレエの基本動作．
＊ドゥミ：中間 グランプリエは腰を下まで落とすがドゥミプリエは途中90°程度．着地や跳躍の際重要な動作である．

4. コンディショニングの実際

よいパフォーマンス作りのためには障害予防は欠かせない．障害の対症療法にとどまらず，その根底の原因を知りアプローチすることが効率的なコンディショニングにつながる．またクライアントがその場で変化を実感し，自身でも継続できるようなものを提案する．変化を実感できるようコンディショニングの前後でセルフアセスメントを行うのが望ましい．

5. 姿勢のコンディショニング

基本姿勢が崩れたままトレーニングを行うことは，さらなるアンバランスを助長する一因ともなるため，他のコンディショニングの前に行うことが望ましい．マットやポールを用いる．カーブの強い場合はポールを使うと棘突起によりアプローチしやすく，また関節分離動作をより効果的に得られる．ポール上で深呼吸を行ったのち，肩甲骨，骨盤，股関節などを動かす．ポールに関しては太さ，材質などメーカーにより異なるが，筆者は比較的柔らかく細めのものを使用している（図5）．

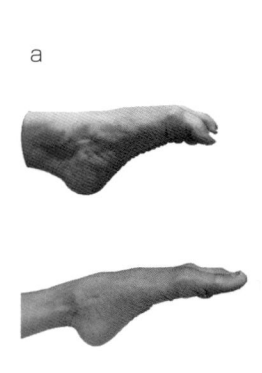
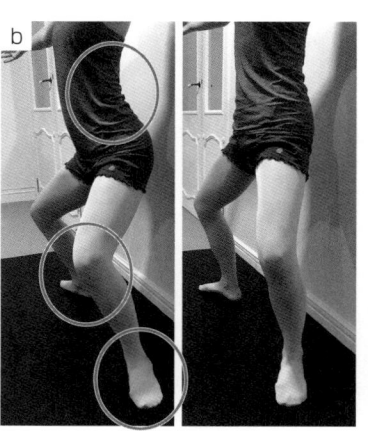
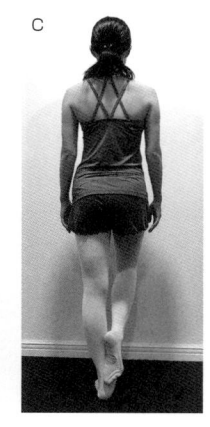

図4 基本動作のチェック

a：足趾巻き込みの有無．上：足関節および足部関節（リスフラン関節，ショパール関接）が硬く，足趾で巻き込んでいる足．下：巻き込みなくポイントができている足．

b：ドゥミプリエでの足部回内，knee inの有無．左：○印は腰椎の前弯，knee in，足部回内が生じている．

c：片脚立位でのバランスチェック．

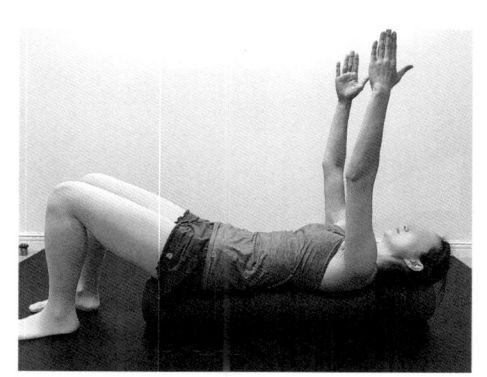

図5 ポールを使ったエクササイズ例
上肢を肩甲骨から前方に押し引く動作で前鋸筋をほぐす．

6. 下肢のコンディショニング

　下肢の障害は，疲労骨折，股関節障害，捻挫，靱帯損傷，腱炎，腱鞘炎，外反母趾など多岐にわたる．個体要因として，①無理なターンアウト，②体幹筋力不足と荷重のアンバランス，③足の固有筋の筋力不足などが挙げられるが，その他トレーニング強度・時間・床の硬さ・栄養状態・リカバリーなどさまざまな要素が関与する[4,5,6]．

①股関節

　大きな股関節可動域が求められるダンスでは，負担の大きい開脚動作やストレッチが多く行われ，股関節周囲のトラブルは多くみられる．ダンサーに多くみられる股関節周囲の障害は，股関節の前面痛，つまり感やスナッピングを主訴とした coxa saltans（いわゆる弾発股，腸腰筋症候群，股関節唇損傷など）および疲労骨折が挙げられる．これらの多くは股関節のターンアウトポジションを続けることで臀部の外旋筋拘縮が生じ，大腿骨頭が前方へ押し出されることや，それによる恥骨大腿靱帯の弛緩などがある状態で，股関節屈曲動作を頻回に行うことにより生ずると考えられる．予防として，外旋筋群のリラクゼーションを行い，股関節前方を過伸展したストレッチを行わないように指導する．特に腸腰筋

症候群と股関節唇損傷は症状が似通っているため鑑別が必要である．股関節のつまり感はこれらの初期症状であることも多いため重症化しないようなコンディショニングが有用である．悪化すると臼蓋前方の疲労骨折や大腿頸部骨折などの原因となり，いったん発症すると競技継続が著しく困難となるため念頭に置くべき項目の一つである．

【腸腰筋症候群（dancer's hip）[7]】腸腰筋腱の股関節前方，腸恥隆起などでの過剰な動きによる炎症に起因する（**図6**）．腱炎や滑液包炎，それに伴う痛みや筋力低下を呈する．また時として腰背部痛を呈する腸腰筋テスト（iliopsoas test）（**図7**）の低下や腸腰筋可動テスト（iliopsoas excursion test または Thomas test）にて腸腰筋のタイトネスを確認する．また関節内障害との鑑別に苦慮する場合は，局所麻酔の少量の関節内注射による疼痛の変化をみるとよい．ほとんどが手術適応はなく，12週間程度の股関節周囲および体幹の適切な筋バランスの修正と消炎により保存的に治癒する．

【臼蓋前方骨折（**図8**）】臼蓋と大腿骨の関係がインピンジしやすい状況であること，デベロッペなどの股関節屈曲動作で痛みや筋力低下を生じる．診断にはMRIやCTが有効である．患部の安静のほか，使い方や荷重バランスの修正指導を行う．癒合が得られない場合は手術治療を選択する．

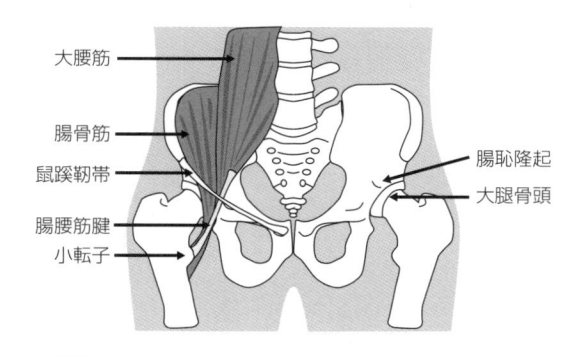

図6 腸腰筋の構造
大腿が外旋しながら運動することで腸腰筋が前後の組織と擦れ合い，炎症やさまざまな障害が発生する．

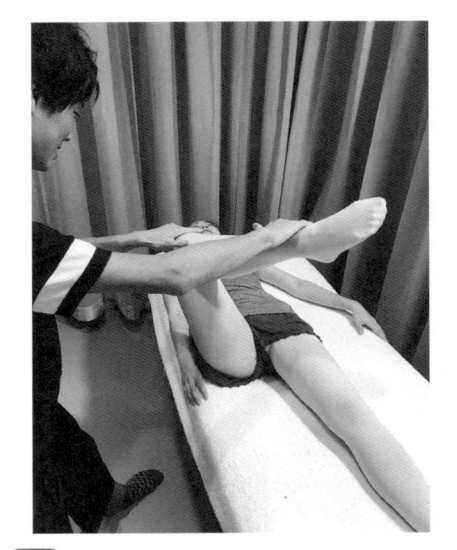

図7 腸腰筋テスト

ターンアウトポジションでの股関節屈曲筋力を確認する.

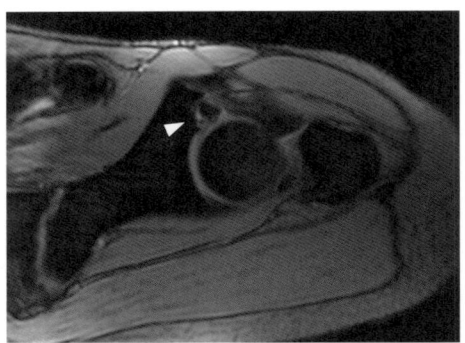

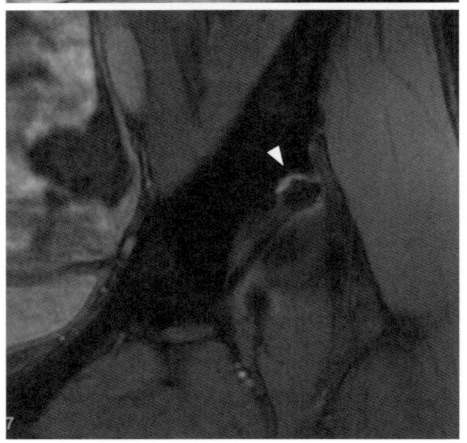

図8 臼蓋前方の疲労骨折の MRI 像

②下肢

　ダンサーの下肢の疲労骨折は足部（中足骨，舟状骨），下腿に好発する．詳細は2章1を参考されたい．その多くが骨格・荷重バランスなどの使い方・筋力不足・体重の重さなどの個体因子に起因する．そのためバレエにおけるポアント開始時期などは暦年齢だけではなく身体機能をよく評価して開始すべきである[8, 9]．骨癒合が得られないまま練習を続けると偽関節や難治性骨折に移行することがあるので指導者は注意が必要である．いずれも患部の安静や超音波骨折治療器（**図9**）により骨癒合を図るほか，荷重バランスの修正，体幹・下肢筋力バランスの修正，固有筋の強化（**図10**）など行い再発を予防する．経過が思わしくない場合，転位がある場合は外科的治療を考慮する．

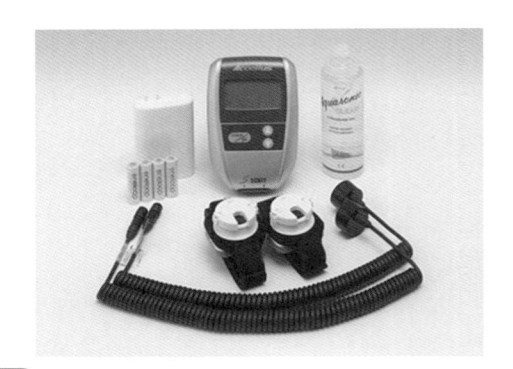

図9 超音波骨折治療器

低出力パルス超音波 LIPUS（low intensity pulsed ultrasound）により骨折部の治癒を促進する（アクセラス）.

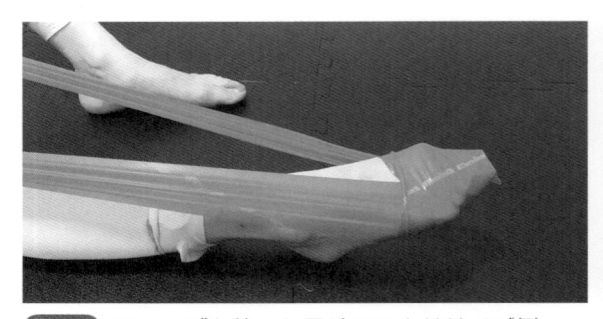

図10 チューブを使った足趾のエクササイズ例

【中足骨疲労骨折（図11）】多くの場合，第2，3中足骨の骨幹部または基部に発生する．ポアントやジャンプ動作が増えると発症しやすい傾向にある．個体要因では，第一中足骨に比べてこれらの足趾が長い形状であること，脛骨内反が強いこと，体重が比較的重いこと，足の固有筋の筋力不足などが挙げられる．

【舟状骨疲労骨折】前足部の回内，外反母趾や扁平足，固有筋の弱さによりポアント時やジャンプの踏切の際に舟状骨への過剰なストレスで生じると考えられる．

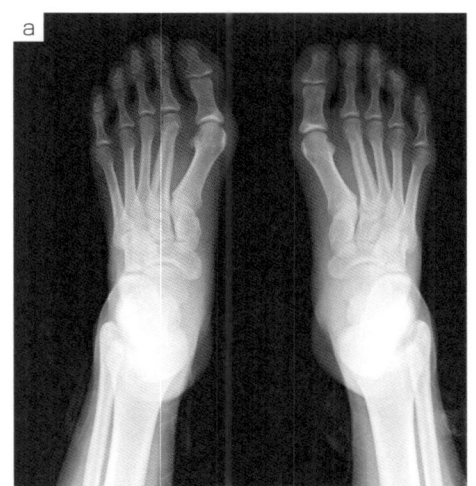

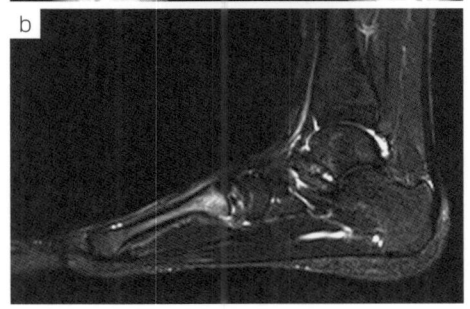

図11　第二中足骨疲労骨折の画像

a：第二中足骨疲労骨折のX線像．第1趾と比較して第2中足骨が長くこの部位の疲労骨折を繰り返したため同部位の骨皮質の肥厚化を認める．

b：MRI T2強調画像．骨髄浮腫と基部に骨折線を認める．

【距骨後突起骨折（有痛性三角骨障害）】足関節底屈時の足関節後方の痛みを呈する．長母趾屈筋腱炎に疼痛部位が似ており鑑別に注意が必要である．ポアント動作などの足関節底屈荷重時における臀筋や体幹筋力，下腿筋力の弱さなどに起因する後方へのストレスや，内反捻挫後などの靱帯・足関節筋力の脆弱化による足関節底屈時の内反偏移による距骨後突起への過剰なストレスが原因で生じる．患部の安静，動作，荷重の修正など行う．一度症状が出ると手術以外での改善が難しい場合も多い．

【長母趾屈筋腱炎】中足趾節関節と趾節間関節で母趾の完全背屈と底屈を繰り返すことにより筋腱接合部と腱鞘が摩擦を起こし炎症を起こしたものである．第一骨間筋が弱いと症状が悪化しやすい．長母趾屈筋の筋力低下を認める（図12）．後脛骨筋腱炎との鑑別も必要である．テクニックの修正，テーピング，超音波療法や固有筋の強化を行う．多くの場合が保存的に改善する．

【脛骨疲労骨折】脛骨中央3分の1に発生する跳躍型であることが多い．同部位の肥厚，腫脹，疼痛を呈する．ジャンプの踏切や着地での荷重ストレスの集中により生じる．後方荷重傾向，体幹の弱さ，傾斜した舞台，硬い床などがその原因として考えられる．習熟者では，股関節外旋筋群の拘縮によるこれらの機能不全から生じる外側荷重傾向，股関節でのターンアウトが保たれていない場合の下腿へのストレスで生じる場合が多い．ジャンプ動作，練習量の軽減に加え，低下している股関節動作の確認，筋肉群の強化とリラクゼーションを行う．

【足底腱膜炎】足部のプリエなどでの過度の回内動作による足底腱膜の伸長，MP関節のみでのジャンプの踏切および着地動作，あるいは高いジャンプからの着地の衝撃，歩行時の荷重のねじれなどに起因する．腱膜束および踵骨付着部の炎症あるいは微細損傷により足底腱膜の圧痛や腫脹を呈する．軽度の症状では起床時の痛みのみを訴えるが，重症化すると歩行も困難になる場合がある．母趾の背屈可

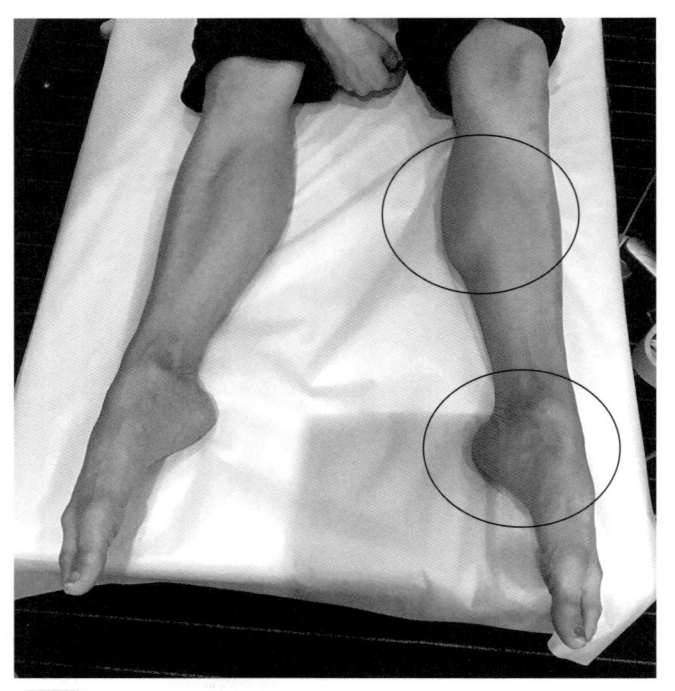

図12　左長母趾屈筋腱炎例
長母趾屈筋の脆弱化により足関節底屈時に対側に比較し，下腿三頭筋の過度の緊張を認める．足首が太くなり，アキレス腱部の形状も鈍角に変化する．

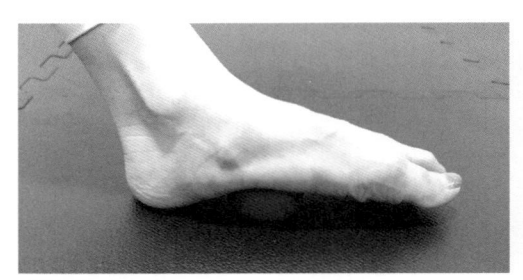

図13　足底のボールによるコンディショニング例
足底腱膜や固有筋のリラクゼーションに用いる．ボールは症状に応じ痛みを感じない程度の硬さが望ましい．

動域，足関節可動域などに異常がないか，超音波やMRIにて足底腱膜の微細損傷や腫脹，滑液包炎の有無を確認し，消炎処置，テーピング，足底のリラクゼーションを行う（**図13**）．また荷重のねじれが原因の場合は体幹からのバランス修正を行う．

7. 休養と栄養

　疲労はケガの可能性を大きくする．ケガの発生を少なくするためにも過労を見極めるサインを知ることは重要である．演技能力の低下，頭痛，食欲低下，だるさ，うつ状態，無月経，不眠，感情反応（神経質，無気力）などがそれにあたる．また睡眠不足は気分，疲労，注意力の低下などを招き，また発汗感応性の低下から体内温度の調節に影響を及ぼし有酸素パフォーマンスを低下させる[10]．特にダンサーは夜間まで練習をしていることがあり，睡眠が必要であるとは認識しているものの，緊張や神経の高ぶりにより睡眠障害を訴えるケースも少なくない．睡眠前の熱放散で眠りの質を向上させるためには，15〜20分程度の入浴が望ましいとされている．

　トレーニングや運動により筋肉は破壊されるため十分なたんぱく質と良好な栄養バランスの食事が必要である．18歳以上の成人と高齢者においては1日あたりのたんぱく質摂取推奨量は体重1kgあたり約1gである[11]．また，たんぱく質の選択としては，トレーニングによる骨格筋の増加という観点で比較すると，大豆たんぱくよりもホエイたんぱくの方がより増加しやすい[10]．極端な糖質制限はエネルギー不足を助長しコンディションを低下させるが，過度の糖質摂取は体脂肪を増加させる．また公演直前の糖質摂取はインスリン値を変動させるためパフォー

マンスの低下につながる．このため，公演1時間半前から3時間前程度の糖質摂取がよいとされている．過度の糖質摂取を防ぎつつエネルギー不足に陥らない正しい栄養管理が必要である[5]．

8. 時差

睡眠をコントロールすることによりパフォーマンスを高められることは前述したが，公演やコンクール，試合などで遠方へ行く場合，飛行機による移動の前後および機内での対策を行うことで時差によるパフォーマンス低下の回避が期待できる．通常原則として完全に体が順応し回復するまでに1タイムゾーンあたり1日を要するといわれている[12]．日本はUTC＋9であり，例えばアメリカ東海岸になるとUTC-4であるから13日程度が必要ということになるが，実際はスケジュールにそれほどの余裕をもつことは難しいことが多い．対策としては，旅行前に十分な睡眠をとること，搭乗時に目的地の時刻に時計を合わせ機内での睡眠と食事を目的地の時刻に合わせることなどが挙げられる[13]．

まとめ

ダンサーは体を使って芸術を表現する．体を最大限に使うためには担当ドクターやトレーナーだけでなく，ダンサー自身や指導者もできるだけ自身の体のことを理解していることが望ましい．特に下肢や足部に関してはその機能を理解することで障害の根本原因を十分に理解し，自己管理を徹底させることで多くの障害が予防できる．また，成長や骨折に影響する個体因子，環境因子を総合的に分析すること，そして骨折リスクや疲労骨折の状況を的確に判断し，これらを指導者と共有しながら予防・再発に努めることが望まれる．

文献

1) Clark T, Gupta A, Ho CH : Developing a dancer wellness program employing developmental evaluation. Front Psychol 5 : 731, 2014

2) Nilsson C, Leanderson J, Wykman A, et al. : The injury panorama in a Swedish professional ballet company. Knee Surg Sports Traumatol Arthrosc 9 : 242-246, 2001

3) Allen N, Nevill A, Brooks J, et al. : Ballet injuries: injury incidence and severity over 1 year. J Orthop Sports Phys Ther 42 : 781-790, 2012

4) Liederbach M : Perspectives on dance science rehabilitation understanding whole body mechanics and four key principles of motor control as a basis for healthy movement, J Dance Med Sci 14 (3) : 114-124, 2010

5) Howse J, Hancock S : Dance Technique and Injury Prevention. 小川正三 監訳：ダンステクニックとケガ―その予防と治療―. 大修館書店, 東京, 1999

6) Spilken TL : The Dancer's Foot Book. 小川正三 監訳：ダンサーズ・フットブック ダンサーのフットケア完全ガイド. 大修館書店, 東京, 1995

7) Laible C, Swanson D, Garofolo G, et al. : Iliopsoas Syndrome in Dancers. Orthop J Sports Med 1 (3), 2013 doi: 10.1177/2325967113500638.

8) Richardson M, Liederbach M, Sandow E : Functional Criteria for Assessing Pointe Readiness. International Association for Dance and Medicine & Science 6 (1) : 6-7, 2015

9) Russell JA : Insights into the Position of the Ankle and Foot in Female Ballet Dancers En Pointe. International Association for Dance and Medicine & Science 6 (1) : 10-12, 2015

10) Volek JS, Volk BM, Gómez AL, et al. : Whey protein supplementation during resistance training augments lean body mass. J AM Coll Nutr 32 (2) : 122-135, 2013

11) 厚生労働省：日本人の食事摂取基準（2015年版）, 2015

12) Haimov I, Arendt J : The prevention and treatment of jet lag. Sleep Med Rev 3 : 229-240, 1999

13) Samuels CH : Jet lag and travel fatigue : A comprehensive management plan for sport medicine physicians and high-performance support teams. Clin J Sport Med 22 : 268-273, 2012

2　オペラ歌手の自己管理

ソプラノ歌手　中丸 三千繪

1. クーリングの必要性

　音楽家の中でオペラ歌手は特にアスリート的な要素をもっていることは，これまであまり指摘されなかった．スポーツと同様，公演後は体全体のクーリングが必要なのだが，日本では首にスカーフを巻いて温めるといった世界の常識とは真逆の指導が行われてきた．筆者が歌の勉強を始めた頃は，日常から冷たいものを飲んではいけない，練習中は温かい紅茶に蜂蜜を入れて飲むのが常識だといわれた．しかし，音楽大学に在籍中，ニューヨーク，ザルツブルクに毎年短期留学するようになると，日本人の管理が間違っているのではないかという疑問をもつようになった．

　イタリアで修行を積み，パヴァロッティ国際声楽コンクールに優勝してルチアーノ・パヴァロッティと共演したときに彼の自己管理を目の当たりにした．オペラ歌手の声はソプラノ，メゾソプラノ，アルト，テノール，バリトン，バスに大別される．三大テノールといわれたルチアーノ・パヴァロッティと1ヵ月にわたるリハーサルを行うことになり，まず驚愕したのは，彼がリハーサルで歌いながら，氷を入れたジョッキの水をぐいぐい飲んでいたことだった．

　日本の常識そのままに，温かい飲み物を飲みながらリハーサルをしていた筆者には，これは衝撃的だった．これが世界のオペラ界の常識なのだろうか．またその後，イタリアの劇場で，オペラ本番前に風邪をひいたことがあった．そのとき，筆者の症状を見た劇場の総裁は，「温かいものを口にするな，アイスクリームを食べて冷やせ」と助言してきた．

　なんとイタリアでは，声楽家は喉を冷やすのが常識だった．そう言われてみれば，炎症があるところを温めるとは，医学の分野では考えられない．スポーツの世界でもクーリングは当たり前である．オペラの世界は大きく変わっていたのだ．日本が遅れていたのは，海外の劇場で歌った歌手が少なく，オペラ界の常識がまだ国内に浸透していないからだった．

2. 発声法のテクニック

　また，ルチアーノ・パヴァロッティとの共演により，当時疑問に思っていた発声法の考え方も180度変えられた．それまで筆者は，40分から1時間の発声練習をして本番に臨んでいたが，ルチアーノ・パヴァロッティはほとんどそれなしでステージに現れた（図1）．

　生の声はCDと同じ響きである．これは録音ではありえない，奇跡的なことだった．そのためにはビブラートの幅が狭いこと，針の穴に通すような鋭い響きが必要になる．

　まさにルチアーノ・パヴァロッティの声はそうだった．それは口から息が漏れない，喉から空気が出ていない状態である．それを可能にするのは，横隔膜のコントロールである．

　そういえば，筆者がマリア・カラス国際声楽コンクールに優勝したとき，審査委員長を務めていたマグダ・オリヴェーロは，「発声の全ては横隔膜のコントロールと息にある」と言っていた．そのときは，これがどういうことなのか，よくわからなかった（図2）．

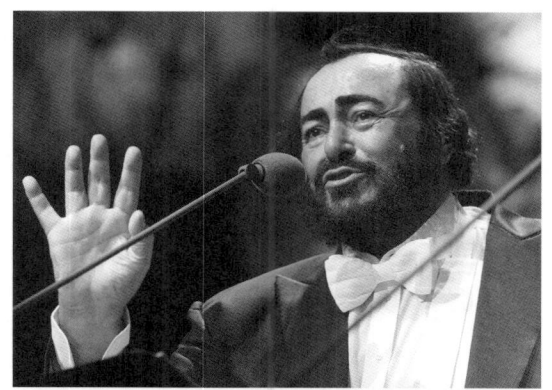

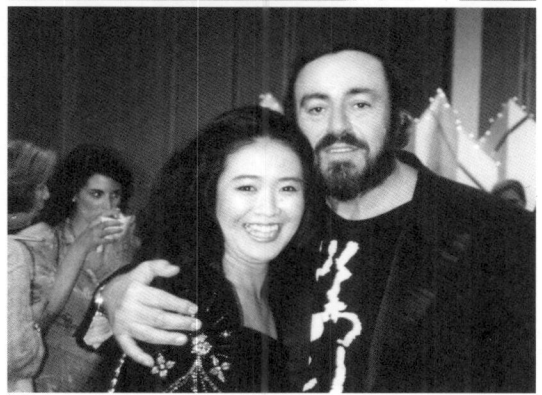

図1 ルチアーノ・パヴァロッティ

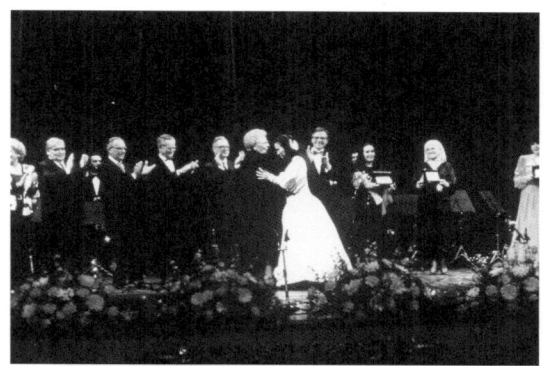

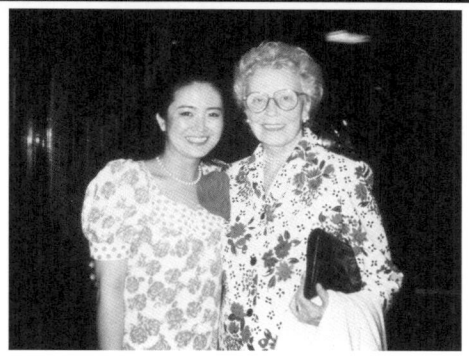

図2 マグダ・オリヴェーロ
上：マリア・カラス国際声楽コンクール（RA）主催表彰式
下：マグダ・オリヴェーロとご一緒に

その後，マグダ・オリヴェーロは86歳のときにオペラ全曲盤「アドリアーナ・ルクヴルール」のCDを出し，テクニックがあれば年齢に関係なく歌えることを世界に証明した．マグダ・オリヴェーロは横隔膜をコントロールするトレーニングを怠ることなく，息のコントロール＝呼吸法のテクニックを保持したのだった．

声の原材料は空気である．この表現はわかりづらいだろう．普通に空気を吸っても，歌うための量は吸いきれない．歌うためには，実は，想像以上の空気を吸わなくてはならない．これはカラオケでも同様である．普通に吸うだけなら，肺全体に空気は入らないものである．

イタリア語が歌に適しているのは，他の言語に比べて母音の鳴っている時間が長く，空気を吸い込みやすいからだ．子音と母音はほぼ同時に発声され，空気は簡単に出て，また簡単に取り込みやすいからだ．イタリア語では普通の発声法が，いわゆるベルカント唱法につながり，イタリアオペラ独自の発展をしてきた．

これは余談だが，最近，高齢者の「肺炎予防のためのワクチン」が受けられるようになった．ワクチンはいいことだろうが，筆者はそれ以前に，高齢者が日常生活でできることを提案したい．

年齢と共に人は運動量が減り，それと同時に呼吸も浅くなってくる．そうなると，肺の動きが悪くなるのであって，肺内部の環境状態も悪化する．声楽家の発声法を取り入れれば，間違いなく肺の活動は活発化する．それは，すなわち肺炎予防である．

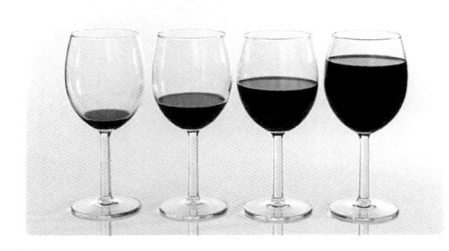

図3 ワイングラスを上半身に見立てる
・ワインの出入りによらずグラスの形は変化しない.
・空気の出入りによらずカラダの形は変化しない.

3. 歌うための呼吸法

呼吸法には胸式呼吸，腹式呼吸がある．一般的に日本では腹式呼吸が歌うために適しているとされるが，声を楽器として扱うとき，それは正しい呼吸法とはいえない．

腹式呼吸は胸郭を動かさずに，息を吸って腹部を膨らませる呼吸法であり，3オクターブの音域が必要なオペラでは，空気をたくさん吸ったときの状態を保つ必要がある．

スポーツの世界で新しい技術が組み込まれるように，オペラの世界でも新しい呼吸法があってもよいはずだ．30余年にわたる長い経歴の中で，筆者はこれぞと思う発声法を見つけた．

ワイングラスを身体の上半身と思って欲しい（**図3**）．中にあるワインが肺に入った空気とする．肺の中の空気が少なくなると，胸郭は縮まってきて，胸の位置が下がる．つまり胸の表面積は少なくなる．声をヴォーカルトーンとして楽器のように使うには，このワイングラスのように，空気がなくなっても胸郭の形を変えないことが必要である．

つまり上半身が形を保つことがポイントであり，胸式呼吸が腹式呼吸より大事であるというのが，筆者が経験から取得した結論である（**表1**）．また，鼻から吸う息の方が，口から吸うよりも，多くの空気を肺に取り込める．

表1 胸式呼吸のポイント

・普通に息をしても肺全体に息は入らない
・肋骨は開いたままにするのが重要
・息がなくなっても肋骨は閉じない

表2 歌うための呼吸のポイント

歌う声をコントロールするためのポイント
①口を閉じ，鼻から息を吸う ②静止する ③あくびの状態。胸の位置が変わらないようにする
声帯をコントロールできないときのポイント
①声帯が全体的にむくむ ②声帯の一部がむくみ声帯が閉じなくなる ③喉全体が熱をもつ
呼吸のポイント
身体からあふれるくらいの感覚で鼻から空気を吸い込むことにより肺にたくさんの空気が入る

普通に息をしているときとたくさん空気を送ったときの肺を観察すると，普通の呼吸では肺全体の3分の2くらいに空気が入る．しかし，大量の空気を送り込まないと，肺全体が膨らまず，指で肺を押すと空気は移動し別の場所が膨らむ．これを観察して，肺には柔軟性があり，コントロール次第で自由に動かせることがわかった（**表2**）．

また，歌う声をコントロールするためには，背中が膨らむほどに肺に空気を送らなくてはならない．

そのために，日頃からエクササイズして，日常使わない肺を拡張できるようにしなければならない（**図4**）．上半身に空気を取り込みヴォーカルトーンとしての声を生み出し，音の高低差，ヴォリュームをコントロールすることができる．

4. オペラ歌手のダイエット

オペラ歌手にはアスリートのようにスポーツ整形の首・背中・腰の痛みを訴える人が多い．そのために筆者は日頃のトレーニングを続けている．32年

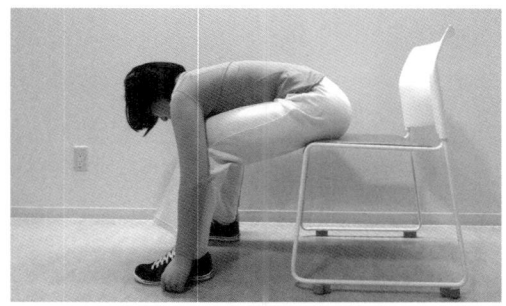

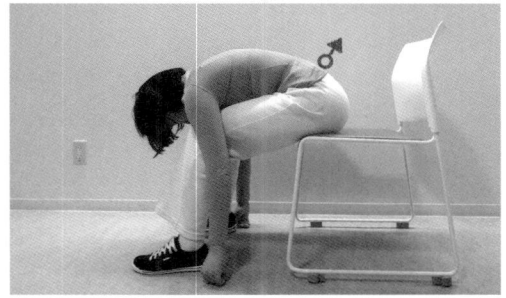

図4　背中呼吸
①椅子に浅く腰をかけ，前屈する.
　肩の力を抜く. 胸をしぼませないように意識.
②へそを引き込むように意識してお腹を凹ませる.
　へそは凹ませたまま.
③背中が突き出るように腹式呼吸.
　息を吐く際に背中が突き出るように.

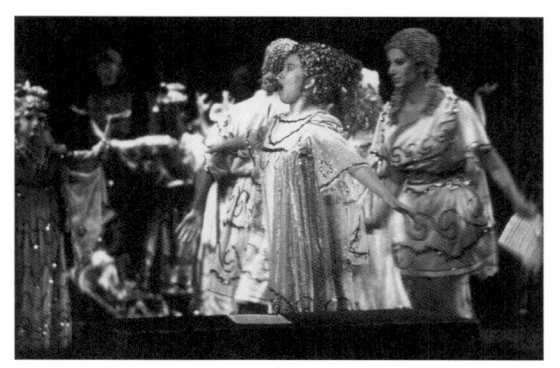

図5　中丸三千繪「ミラノ・スカラ座」出演

のキャリアで今も現役でいられるのは，ジョギング，筋力トレーニング，水泳，スキー（高地トレーニングで肺を鍛えられる）などによるものだと考えている.

　食事は糖分の少ない果物のジュース，20種類の野菜から作ったスープ，たんぱく質（赤身の肉，ローストビーフ，魚）を中心に摂取する. 声帯に負担のかかる胃酸を抑えるために早めの夕食を摂り，長時間歌うときは氷水でうがいし炎症を防ぎながら歌う. 声がよく出せることが健康でいる一つの目安にもなるのではないだろうか. 歌手でない方にも試していただきたい.

　筆者が歌の勉強を始めた頃は，食べて太れば欧州人の肉体が獲得でき，よい声が出ると信じられていた.

　20世紀最高の歌手といわれたソプラノ，マリア・カラスは，年の離れた夫のサポートでトップの座につき，映画監督でもあったヴィスコンティとのスカラ座でのオペラ「椿姫」で成功した.

　それまでは結核で瀕死のヒロインが，丸々と太っているという現実にはありえないことが，オペラの世界では日常だった.

　マリア・カラスは声だけでなく，容姿の美しさもオペラには必要であることを突きつけた.

　しかし，マリア・カラスはデビューのときから，美しい容姿だったわけではない. 子ども時代から肥満で，醜いアヒルの子といわれたカラスは，キャリアを積んでいく中で，サナダ虫の卵を飲み続けダイエットに成功したのだった. これはマリア・カラスと一番共演回数の多かった，筆者の師であるメゾ・ソプラノ歌手のジュリエッタ・シミオナートから聞かされた実話である.

　このダイエットの成功により，巨匠ヴィスコンティ演出のオペラは演劇性を取り入れることができた. また，太っていた時代のマリア・カラスの美声は，やせてもなお失われることがなかった. それは，マリア・カラスが呼吸法と発声法を備えていたからこそである. 横隔膜のコントロール法と呼吸法さえ獲得すれば，やせていてもオペラ全曲を歌い通せることを，マリア・カラスは証明したといえる（**図5**）.

3 インタビュー「私と運動器」仲代達矢さん（俳優）

東京健康リハビリテーション総合研究所 **武藤 芳照**

ノン・フィクション作家 **松瀬 学**

声や姿勢，歩き方にもたくさんの引き出しを持ち，繊細に演じ分ける役者・仲代達矢さん．

自分の体を巧みに操るまさにアスリート．

そこで仲代さんに「運動器の大切さ」について伺った．

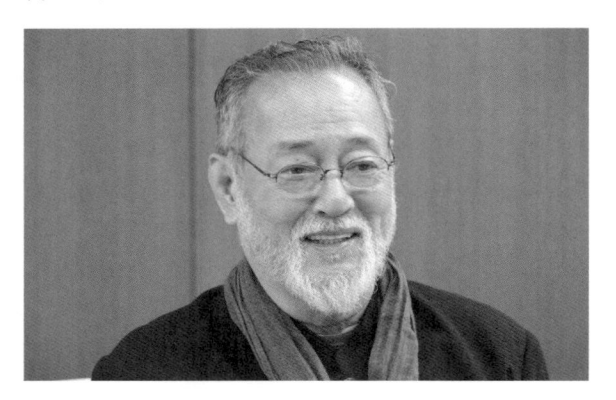

老教授に扮した仲代達矢さんが舞台に現れ，ひょうきんな声を出す．

「おはよ〜」

ひと言で客席がどっとわく．今年，2月から2カ月間，東京・世田谷の「仲代劇堂」で演じられた秘演『授業』の冒頭のシーンである．1回の公演に対し，わずか50人の客限定の秘演．役者生活60周年記念として初挑戦したケッタイな不条理劇だった．

なぜ，ひと言で客を笑わせることができるのか．技と経験と才能…．おそらく仲代さんは日ごと，声の出し方を微妙に変えている．客の反応と，自身の体調で声を決める．いわば場の空気をつかむ．

「結局，我々は動きとセリフの商売でして」

仲代さんは，腹の底から出るシブい声で説明してくれた．

「役者には，モノ言う術があります．状況によって，音を変えていく．演劇というのは音楽に似ている．間のとり方，音の高低…．役者は〝動く楽器〟である，というのが私の持論なんです」

この秘演が終演した後の4月某日，仲代さんと仲代劇堂で，夢のような対談が実現した．赤茶色のレンガ造りの仲代劇堂は若手役者の育成を目的とした「無名塾」の稽古場でもある．

テーマが「役者としての運動器の大切さ」である．稽古場のどまん中に白い四角の机がおかれ，仲代さんと，運動器の健康・日本協会の業務執行理事の武藤芳照が対座する．役者の名人と医科学の達人．チャンバラみたいな，スピード感とユーモアあふれるやりとりだった．

1. 役者はアスリート，肉体の維持が大事

体を上等の楽器にするためには，と問えば，齢80を超えた仲代さんは「まず肉体ですね」と答える．

「役者はアスリート的な部分が多い．役者の場合，80歳の役があるから，引退とかはないんです．ただ，わたしもそろそろ引退の時期だと思っておりますが」

いやいや，体はお若い．舞台でのしなやかな動き，瞬発力にははっと目を見張らせられる．

「モノ言う術だけでなく，もちろん動きも大事です．反射神経とか，膝がやわらかいとか，肩がやわらかいとか．身体能力というものが，（演技の）約70％を占めます．ですから，役者になろうと思った時から，常に肉体訓練をしてまいりました」

仲代さんはずっと，毎朝のランニングとストレッ

チを欠かさなかった．朝6時から塾生と一緒に近く
の砧公園を走っていたのだ．5，6キロ．だが70歳
ぐらいからはウォーキングと「水中散歩」を日課に
してきた．自宅そばのジムで約1時間，プールを歩
く．前歩きだけでなく，後ろ歩き，横歩きも．

実は武藤は30年ほど前，新宿で国内初の「腰痛予
防水泳スクール」を始めた．当初，プールの監視員
から「ここは泳ぐ所だから歩かせないでくれ」と注
意されたこともある．いまや水中歩行の効用は周知
のところだ．「後ろ向き歩行はおすすめ．腰の訓練
とストレッチになる．横歩きすると，股関節の横の
筋肉の強化にもなります」と説明する．

役者にはアスリートと同様，ケガが付きものだ．
仲代さんは「20回は落馬して，肋骨はほとんど折り
ました」と述懐する．骨折をおして，舞台を続けた
こともある．

「名誉の負傷ではないですけど」と，笑いながら，
付け加える．

「酔っ払って，家の階段から落ちて，ふた針縫っ
たこともあります」

2．歩き方を変えて演じ分ける

仲代さんはオーラがある．映画『用心棒』（1961年）
で演じた卯之助のごとく，おしゃれなベージュのマ
フラーを巻いている．背筋がスーッと伸びている．

素朴な疑問．なぜ．

「役者というのは背骨の下から15センチは常に
真っすぐしていろと教わるのです．もう癖ですね」

姿勢でいえば，仲代さんの映画や舞台を何度も見
れば，歩き方の変化に驚かされた．歩き方は演技の
基本なのだろう．

仲代劇堂の入り口近く，セピア色の小さな写真が
飾られている．初めて黒澤明監督の映画に出演した
時のもの．『七人の侍』（1954年）のワンシーンであ
る．当時19歳．通行人の侍役のほんの数秒のカッ
ト．この撮影に黒澤監督からNGを連発され，延々

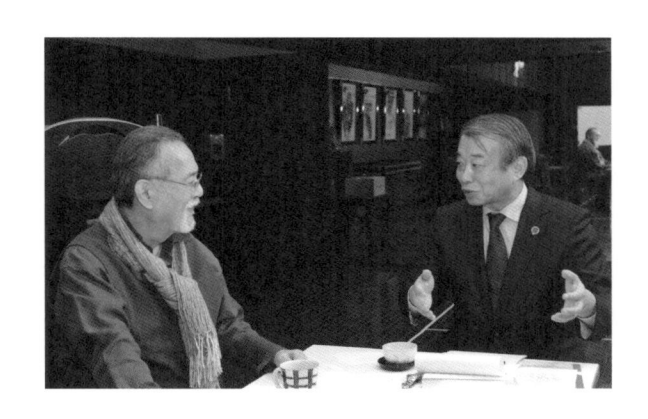

6時間を費やした．

「初めて刀を差して，歩かされました．武士の歩
き方はまったく違うわけで，それができなかった」．
少し笑う．「いまの若い俳優さんを見ると，〝おいお
い，黒澤明が生きていたらたまらないぞ〟って」

歩き方というのは「年齢と性格が出る」という．
映画『切腹』（1962年）では，29歳で孫のある浪人
役を演じ，今年の佳作『約束～名張毒ぶどう酒事件
死刑囚の生涯』では死刑囚の人生を，歩き方を変え
ながら演じ分けた．

「老け役をやる時は，背骨の伸びを外し，歩幅を
少し短くします．上体を前傾気味にして頭は動かさ
ない．役柄によって歩き方を変えていく．体の動か
し方のポイントは，舞台ではベタ足で立っているの
はいかん．常にかかとにボール紙一枚入るよう薄く
開けておくのです．まあ，歩き方は3年ぐらいかか
ります，基礎訓練で」

武藤は，仲代出演の映画の約150本のうち，半分
は観ている．山本薩夫監督の『金環蝕』（1975年）
を持ち出し，仲代さんの演じた官房長官役を「キザ
で，イヤみで，冷酷で．すごく陰湿な歩き方でした」
と感想を漏らした．

仲代さんが相好を崩す．

「内股で，少し女性的でね．ははは．認めてくだ
さいますか．私，あれ好きなんです」

役者としての変化を問えば，「老いです」といた
ずらっぽく笑った．

「やっぱり若いうちは無我夢中ですよ．でも50代になって，お客さんはどう見ているんだってわかりました．自分の立ち姿が自分でも見えるようになりました」

3. 生きている間は生き生き生きよう

「老化も進化」と考えている．元気の源は，バランスのとれた食事と運動（水中散歩）だそうだ．アスリートでいうコンディショニングには気を使う．

「どうせ人間，生まれて，生きて，最終的には死ぬわけですから，生きている間は〝生き生きと生きよう〟と．それには，やっぱり精神的なことと，肉体的なことですね．なるだけニコニコしていようと思っています」

が，笑いがふっと消える．

「でも，戦争が起きたら困るゾという怒りだけは残しておこうと思っているんです」

役者魂は衰えない．秋には舞台『ロミオとジュリエット』（＊公演は2013年）に挑戦する．ただいま無名塾では若手の育成にも情熱をそそぐ．人生を豊かにするのは，人との出会いと，仕事（作品）との出会いであろう．

とくに伴侶．ふと見上げれば，稽古場の天井部分には妻・宮崎恭子さん（1996年逝去）のモノクロのパネル写真が飾ってある．奥様から伝えられたものは，と聞けば，「全部です」とポツリ．

「女房に役者として育てられました．素晴らしい女優だったけれど，僕のために女優という商売を辞めた．一緒に無名塾をやってきて…．いまは一人で

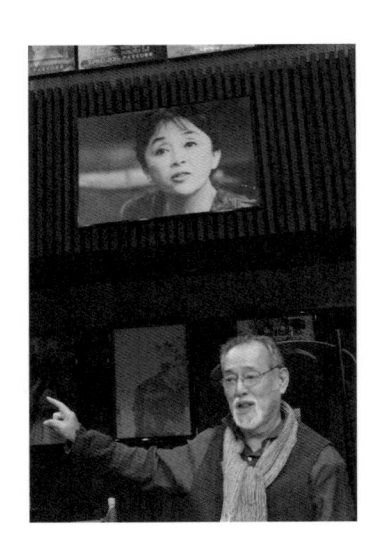

やっているんですけど…」

一緒に祝った最後の結婚記念日．死を覚悟した妻からの色紙には，こうあった．〈おいしい人生をありがとう〉と．

「たまらないですよ．それで先立たれるわけですから．こちらこそ…．こちらこそ，ですよ」

インタビューが終わる．外に出る．前の坂道は「無名坂」と呼ばれる．春の光に外壁プレートに刻まれた文字がかがやいていた．

〈若きもの　名もなきもの　ただひたすら　駆けのぼる　ここに青春ありき　人よんで無名坂〉

もちろん坂をのぼるのも健康な体があればこそ，である．

Moving Vol.8, 2013年
巻頭インタビュー「私と運動器／仲代達矢」より転載
取材・文　松瀬学，写真　寺門邦次
発行　公益財団法人運動器の健康・日本協会

PROFILE

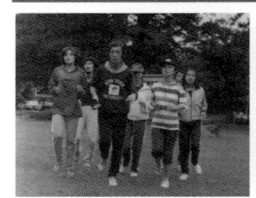 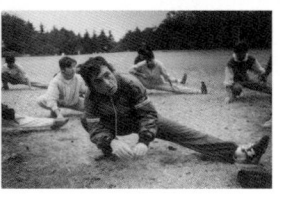

仲代達矢さん

なかだい・たつや／1932年，東京都生まれ．本名・仲代元久．52年，俳優座の俳優養成所入所．黒澤明監督の『用心棒』『影武者』，小林正樹監督の『人間の條件』『切腹』など映画約150本，舞台60本以上に出演し，数々の賞を受賞．75年から俳優を育成する「無名塾」を亡き妻・宮崎恭子と主宰．2007年，文化功労者に選ばれた．2015年に文化勲章受章．

4 インタビュー「私と運動器」 松金よね子さん（女優）

東京健康リハビリテーション総合研究所　**武藤 芳照**
運動器の健康・日本協会　**土原 亜子**

映画，ドラマなどに出演する俳優さんたち．一見，華やかな職業に見えるが，何度も繰り返す稽古，過酷なロケ，長時間にわたる撮影など，想像以上に肉体を酷使している．そんな厳しい舞台裏について，芸歴47年の女優・松金よね子さんにお話を伺った．

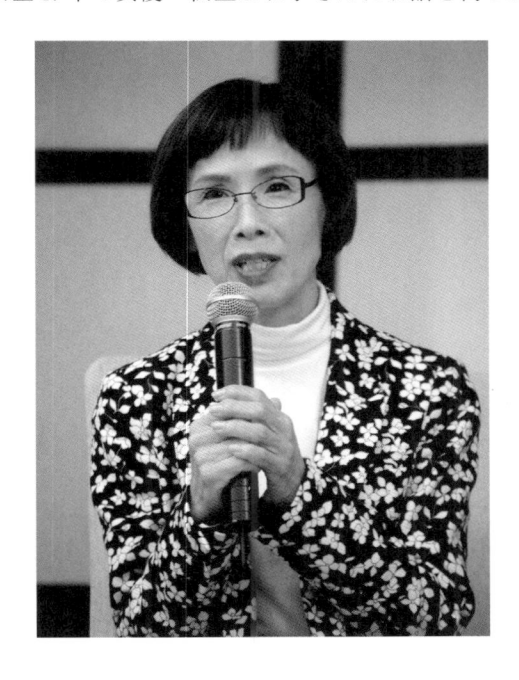

「舞台医学」という言葉，聞いたことがあるだろうか？　「スポーツ医学」を知っている人は多いが，「舞台」と「医学」の組み合わせは目新しい．じつは，音楽，舞踊，演劇などの舞台・芸術活動を行う人を対象とした医学のことである．

芸術家たちには，スポーツ選手と同じくらい，運動器のケガや故障がつきものだ．たとえば，バレエダンサーの外反母趾，役者の腰痛，ピアニストの手

の故障……．ひとたび障害が起きれば，パフォーマンスに大きく影響する．こうした芸術活動に関する運動器障害の予防と治療を研究するのが「舞台医学」である．

その「舞台医学研究会」[※1]で，女優・松金よね子さんと運動器の健康・日本協会の理事・武藤芳照が対談を行った．テーマは「女優と運動器の痛み」．その一部を紹介しよう．

1．時代劇の立ち居振る舞いは 膝を痛めやすい

武藤：松金さんは，演劇，映画，TV ドラマ，アニメなど幅広い舞台に精通していらっしゃいますが，これまでに運動器の故障はありましたか？

松金：はい．いろいろありますが，膝を痛めることが多いですね．とくに時代劇は膝を少し落とした状態で立ち回りますし，座る時は必ず正座です．膝を折ることがたいへん多いので痛めやすいんです．また，歩く時，膝を内側に入れるので，自分の足につまずきやすいんです．着物やカツラといった衣装類も重いので，つまずくだけで大ケガになることがあります．立ち回りでつまずいて顔を切ったこともあります．

武藤：時代劇では，前，横，後ろといった動きを表現するのは難しいと聞きますが，どうですか？

松金：そうした動作の中で問題になるのは履物です．時代劇の場合は，下駄が多いのですが，一般的には健康にいい履物と言いますが，お芝居では一番，苦労する履物なんですよ．

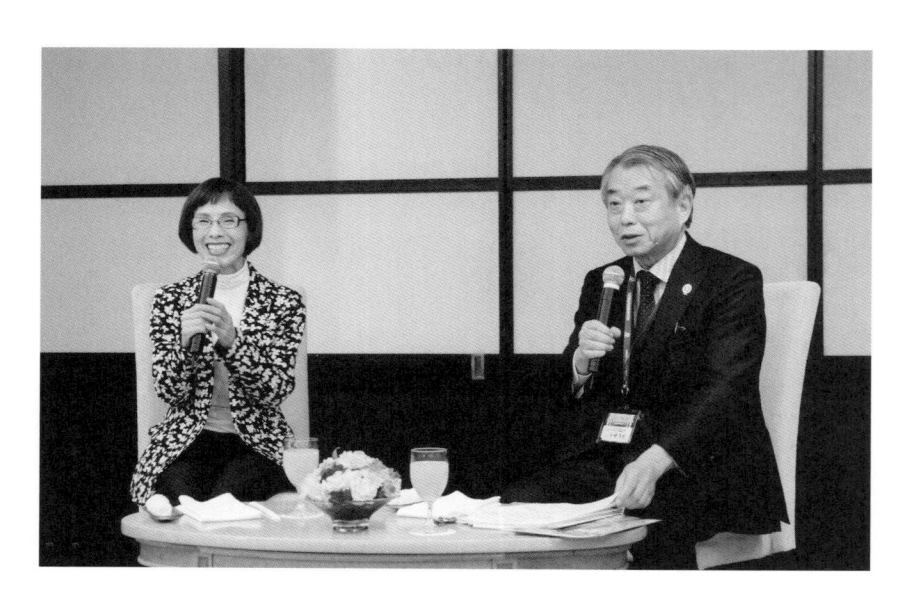

武藤：とくに舞台の場合は，セリ（役者を乗せて上下する装置）などいろいろ仕掛けがあって，危険が多いと思いますが．

松金：仕掛けというよりも，劇場によってケガの多い，少ないってことがあるんですよ．不思議ですけど，舞台には魔物が棲むとよく言いますからね．

武藤：たとえば，どんなシチュエーションでケガをしましたか？

松金：袖にはける時に，明るいところから暗がりに入るんですが，なかったはずの何かにぶつかったり，とんぼを切った（宙返り）役者さんの足にあたったりしましたね．

武藤：傾斜のある舞台を「八百屋」と言いますね．観客から見やすいのですが，演じる側は大変だろうなと思って観てたんです．

松金：八百屋は辛いですね．とくにハイヒールで立つと大変です．知り合いの女優さんは，何百回も八百屋の舞台に立ち続けて，体を壊しましたね．

2. 歳を重ねると体を鍛えるより　故障を防ぐことが大事に

武藤：役者も声優も，声が大事だと言いますが，松金さんはのどを守るコツはありますか？

松金：のども筋肉ですから，使えば使うほどしっかりしてきます．たとえばミュージカルで，最初の稽古のうちは幅広い音域がなかなか出なくても，練習しているうちに出るようになります．鍛えられてくるのでしょうね．ただ，若い時は声をよくからしました．歳をとってくると，肉体と同じで使い方がわかってくるのか，今はかれることはないです．

武藤：なるほど，歳を重ねると体の使い方がうまくなるんですね．では，体の鍛錬やケアで工夫していることはありますか？

松金：工夫というよりも，大事にしているのは体を故障させないことです．50歳頃までは筋力をつけて肉体を強くしようと思っていましたが，60代になった今は，とにかく体を壊さないこと，それが大切だと思っています．お芝居の場合は，1人の役者がコケたら，作品そのものがダメになることもありますからね．皆さんに迷惑はかけられない．ですから，ケガ予防にストレッチを心がけています．

武藤：毎日，やっているのですか？

松金：どこかに通ったりなど，おおげさなことではないのですが，朝起きた時に，手，足，口などをそれぞれグーチョキパーのように開いたり閉じたりし

て，それからゆっくり全身を動かしていきます．いわば，試運転のようなものですね．人間も歳をとると古い家電のようなもの．動くのが遅くなるし，音はうるさいし，故障しやすくなり，故障にも替えの部分もありません．だから今の体を大事にしているんです．

3. 誰しもそれぞれの舞台がある．その舞台に復帰するために

松金：そういえば，膝を痛めて病院に行ったら，こんなことがあったんですよ．「痛くて正座ができない」と先生に言ったら，「畳はやめて椅子に座ればいいじゃないか」って言われたんです．「（時代劇だから）椅子に座れないので，どうにかしたいんです」と言ったら，やっとわかってくれました．また，リハビリの時に，私よりずっと歳上の方と同じ説明，同じ内容のことを指導されました．しかもカルテを見て，「加齢だから仕方ありませんね」とも．もう少し，一人ひとりの話に耳を傾けて，普段どういう仕事をしていて，どういう動きをするかなどを理解してから治療やリハビリをしてくれたらいいのにと思いましたね．

武藤：柔らかい口調で現代医療のするどい批判をしていらっしゃる（笑）．つまり，誰しもそれぞれの舞台がある．その舞台に復帰するには，医療側は，どんな舞台なのかをきちんと問診して対応して欲しいということですね．

松金：役者だけでなく，どんな方でも同じです．そうしてくださると助かりますよね．

4. 痛くても舞台に出るために専門の整形外科に助けられた

武藤：松金さんのように膝を痛めている演劇人は多くいらっしゃるんですね．

松金：はい．役者仲間の話は，どこそこのドクターが良かった，トレーナーが良かったなど，体のケアに関する話題が多いですね．

武藤：なるほど，情報交換をするわけですね．

松金：そうです．それで自分に合う先生を見つけます．以前，左足の小指を痛めて，近所の病院に行ったら，骨折していると言われ，小指だけなのに足ごとギプスをはめられてしまったことがあるんです．しかも舞台の本番2週間前でした．知り合いの演出家に相談したら，スポーツ整形外科の先生を紹介してくれたんです．私，その時，初めて「スポーツ整形外科」があることを知りました．

さらに，その病院へ行ったら，たまたま居合わせた患者さんがトレーナーの方で，「ここの先生は手の専門だから，足専門の先生を紹介してもらった方がいい」と教えてくれました．この時，初めて「足専門」があることを知ったんです．

武藤：で，どうでしたか？

松金：足の先生は，「痛くても舞台をやるんですね？」と確認してくれた上で，「どんな衣装で，どんな靴で，どんな動きをするのですか」ときめ細かく聞いてからアドバイスをしてくださり，無事に舞台を務めることができたんです．

武藤：それは良かったです．ところで，役者さんは地方公演やロケもありますよね．スポーツ選手の場合，遠征には，チームドクターとチームトレーナーが帯同しますが，役者さんの場合はどうするんですか？

松金：ミュージカルでは，トレーナーさんが付いてくださることもありますが，ほとんどの場合，自己管理です．ロケでは，車も通れない，小屋もない，もちろんトイレもないような撮影現場に，身ひとつで歩いて行くこともあります．たくさん着こんで，水分調節もして，とにかく自分の体を自分で守ります．スポーツのように，専門家が帯同してくれたり，地方においては，演劇人のための医療ネットワークがあると嬉しいですね．

5. けっして無理をしないで
健康な自然体を心がける

武藤：以前，俳優の仲代達矢さんとお話した時に，「俳優は動く楽器である．だから毎日走ったり，筋トレしながらいくつになっても体を維持していく」とおっしゃっていました[※2]．松金さんは何か特別にしていることはありますか？

松金：無責任のようですが，私は演劇人の前に，まずは一般の高齢者として元気に生きようと心がけています．だから特別にしていることはなく，普通のストレッチ，普通の動き，普通の声を心がけています．とにかく頑張りすぎない．それに，普通を心がけるのは，役者としても芝居が臭くならないようにって思っている部分でもあるんですよ．

武藤：声優では少女と老婆を使い分けていらっしゃいます．

松金：とくに声のお仕事は，その気になることが大切ですね．アニメの場合は，作り込むというより，キャラクターの顔や口の形などを見て，自然に出てくる声でやっています．

武藤：なるほど，自然体の松金さんらしいですね．今日は，演劇人の特有の動作から起きる運動器の疲れ，痛みの特徴，さらに，ロケや地方興行などの医学的管理がない場所での環境課題について，よく理解できました．松金さん，本当にありがとうございました．

※1 「第3回舞台医学（Stage Medicine）研究会」平成28年3月19日（土）京王プラザホテルにて．
※2 『Moving』vol.8 Spring 2013. 所収

Moving Vol.21, 2016年
巻頭インタビュー「私と運動器／松金よね子」より転載
取材・文　土原亜子
写真　大久保正彦
発行　公益財団法人運動器の健康・日本協会

PROFILE

松金よね子さん

まつかね・よねこ／1949年東京・大田区生まれ．テアトル・エコー，劇団東京乾電池を経て，現在はノックアウト所属．舞台『表裏源内蛙合戦』（井上ひさし作）の初演に出演しデビュー．1981年には第16回紀伊國屋演劇賞個人賞を受賞．TVドラマ，映画，バラエティに出演する傍ら，映画，アニメ等の声優としても幅広く活躍．ローリング・ストーンズの熱狂的なファンとしても知られる．

1 博多祇園山笠

健康リハビリテーション内田病院　**内田 泰彦**

1. 山笠とは

「山笠があるけん，博多たい！」

毎年7月になると博多の町が急に活気づいてくる．威勢のよい博多の男衆のお祭り『博多祇園山笠』が始まるのだ．仁治2（1241）年，聖一国師が疫病除去のため施餓鬼棚に乗って祈祷水（甘露水）をまいたのが始まりとされている．博多祇園山笠は，博多の総鎮守櫛田神社の奉納神事である．櫛田神社の阿部憲之介宮司によれば「祭りとは，日々の暮らしのなかでの願いごとを，真心と行動をもって神様に奉納することでかなえていただこうというもの」である．

博多祇園山笠は，約1tの御神輿（山笠）を26人の舁き手が巧みに交代しながら，「櫛田入り」（**図1**）と呼ばれるスタート地点から112mの短距離を競い合い，そのまま約5kmの行程で博多の町を一気に走り抜ける．博多祇園山笠をスポーツにたとえるならば，重量挙げをしたまま短距離と長距離を続けて走るような過酷なレースである（**表1**）.

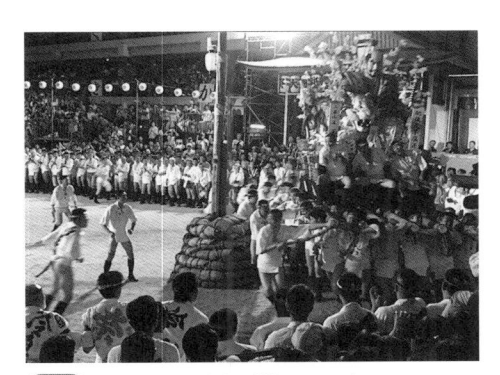

図1 スタート地点（櫛田入り）

表1 2017年 山笠タイム

	櫛田入り	全コース
中洲流	34秒75	34分38秒
西流	31秒62	31分06秒
千代流	31秒05	28分53秒
恵比須流	32秒65	32分58秒
土居流	34秒69	31分34秒
大黒流	35秒47	29分45秒
東流	30秒67	29分17秒

山笠には3つのしきたりがある．

1つ目は，「胡瓜断ち」．山笠期間中は胡瓜を食べてはいけない．胡瓜の輪切りが櫛田神社の御神紋に似ているためである（**図2**）.

図2 櫛田宮の御神紋

2つ目は，「神聖な祭りの最中は，自身が清らかでなければならない」．喪がかかっている場合，その年は山笠を舁くことは自粛し，裏方の仕事を手伝わなければならない．

3つ目は，「山笠期間中は女人禁制，禁欲生活」．このしきたりを破れば祭りの期間中に怪我をする，との言い伝えがある．

　仕事そっちのけで山笠に没頭する男達のことを，「山のぼせ」と呼ぶ．

2. 山笠のスケジュール

　7月1日～15日までの期間は，綿密なスケジュールが組まれ，身体と精神の鍛錬が連日なされ，フィナーレの「追い山」を迎える（**表2**）．

表2 山笠のスケジュール

7月1日	各流れ当番町のお汐井取り	17時30分
7月9日	全体のお汐井取り	17時30分
7月10日	流れ舁き	17時
7月11日	朝山	5時
7月12日	追い山馴らし	15時59分
7月13日	集団山見せ	15時30分
7月14日	流れ舁き	17時
7月15日	追い山	4時59分

　本番の「追い山」に向けて，準備運動から始まり，体慣らし，練習試合，本試合の時間に合わせた早朝練習，本試合，というように段取りを考えたトレーニングメニューが組まれ，本番の「追い山」に体調を合わせる．山笠の重さに耐えて5kmを走り抜く体力をつけ，気力を充実させ，チームワークを磨くこのスケジュールは，「意識性の原則」，筋力・持久力・柔軟性などを高める「全面性の原則」，個人の能力をひきだす「個別性の原則」，1tの山笠を連日舁いて鍛える「反復性の原則」，スピードアップしていく「漸進性の原則」，これらのトレーニングの5大原則すべてを備えている．まさしく強化合宿そのものである．

　山笠は6本の舁き棒と人形を飾りつける台を，1本の釘も使わずに麻縄でしっかりと結びつけてつくられている（**図3**）．この台の前方と後方に陣頭指揮者（台上がりとよばれる）が腰を下ろす．舁き棒は，

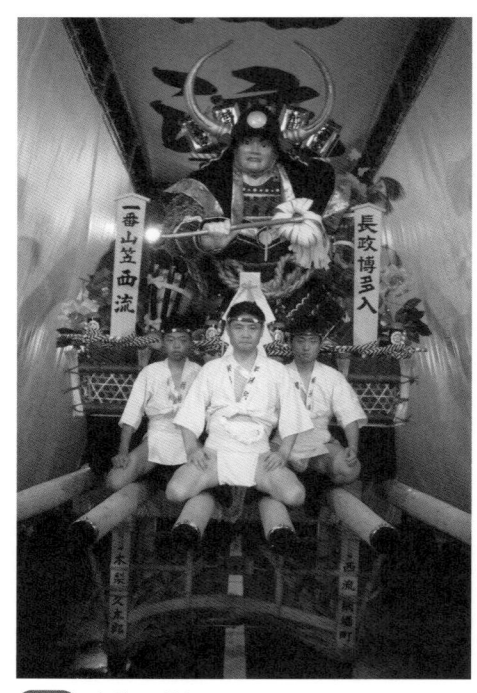

図3 山笠の仕組み

長さが十八尺（約5.45m），棒の先端を「棒鼻」，山笠台の近くを「台下」と呼ぶ．6本の並んだ棒は外側より「一番棒」「二番棒」「三番棒」と呼び，高さが外側から中央にいくほど少しずつ低くなっている．舁き棒の棒鼻は台下よりも細くなっており，舁き手が棒を担ぐと台の重さで棒がしなる．これにより背丈の異なる人が山を舁ける仕組みになっており，舁き手の体格と経験に合わせて配置が決められている．二番棒，三番棒の交代は，棒の下をかいくぐり低位置につかなければならず，走り続けている山笠にもぐり込む勇気と敏捷性が必要であり，長年の経験を要する（**図4**）．

　進行方向に向かって，山笠台より前方を「表」，後方を「見送り」という．

3. 山笠のいでたち

　山笠のいでたちには怪我を防止するための工夫が

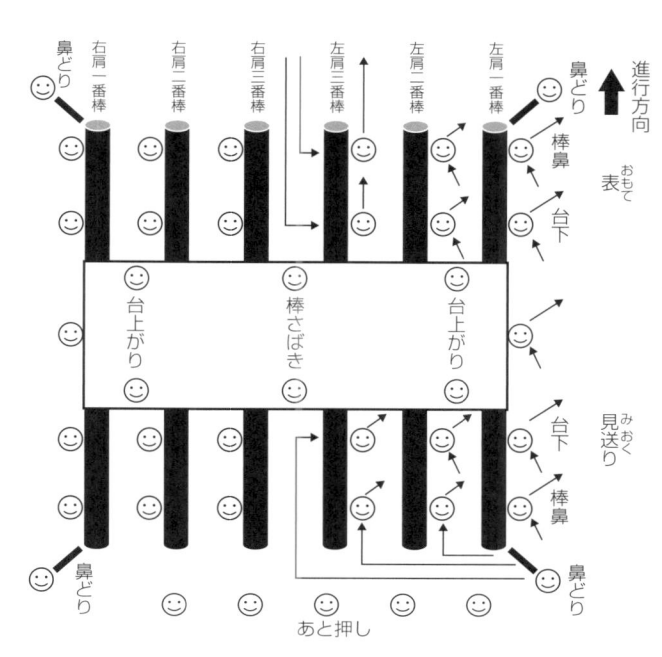

図4 山笠舁き手の配置

（図の中のラベル）

右肩一番棒　右肩二番棒　右肩三番棒　左肩三番棒　左肩二番棒　左肩一番棒

進行方向

鼻どり　鼻どり　棒鼻　表（おもて）　台下

台上がり　棒さばき　台上がり

台下　見送り（みおくり）　棒鼻

鼻どり　鼻どり　あと押し

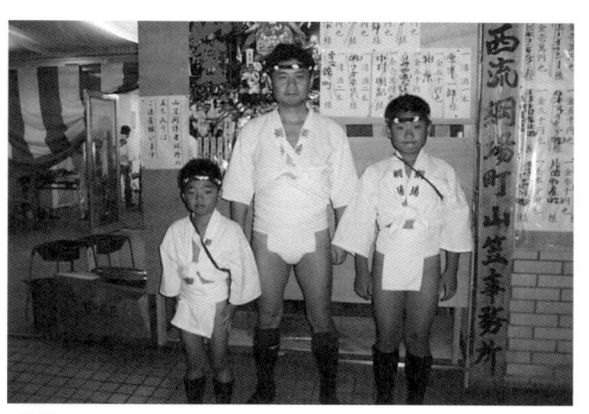

図5 山笠のいでたち

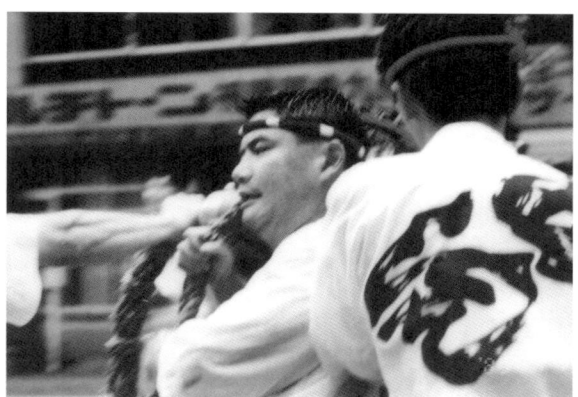

図6 山笠の舁き方

舁き縄を棒に巻きつけて、しっかり絞り込むことで、棒と体が密着し、山笠を舁くことができる。

なされている。

水法被（みずはっぴ）は、前裾を固く結び、転倒した際この結び目をつかんで引き起こすことができる法被である。

締込み（しめこみ）は、相撲のマワシと同じもので、これも転倒した際につかんで引き起こすことができる（図5）。

舁き縄（かきなわ）は、3本のワラで編まれた長さ約100 cmの縄である。棒にかけて走ることで、体が舁き棒と密着する。足がもつれたときには縄につかまれば命綱の役割を果たす（図6）。

手拭（てのごい）は模様の異なるハチ巻きで舁き手の役割が一目で見分けられるようになっている。

4. 山笠の動力システム

1 tの山笠を舁くには、チームワークが必須である。「オイッサ、オイッサ」と掛け声を合わせ足並みをそろえて突き進んでいくことが重要となる。各

人が同じ方向に力を入れるのではなく、左右から中央に向かって突き上げるように力を入れて山笠を浮き上がらせ、さらに前上方へ押し上げる方向に力を入れて山笠を前に進める。ここで重要なのは、あと押しと呼ばれる人たちであり、山笠の推進力となる。

「表」の二番棒、三番棒の舁き手は転倒すると台に押し潰される危険があるが、図3に示したように「への字」にわん曲している横木がある。万が一転倒した場合、この「への字」につかまれば山笠の下敷きにならずに済む。

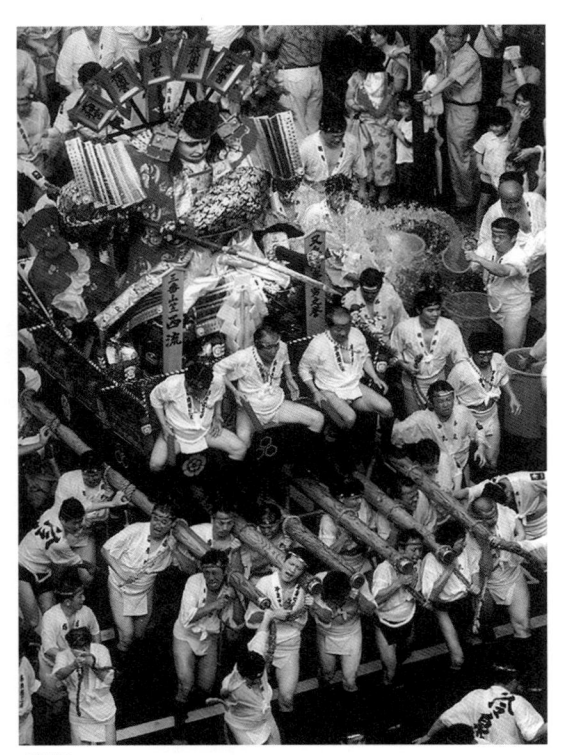

図7　勢水・左肩三番棒台下が筆者
（毎日新聞社提供）

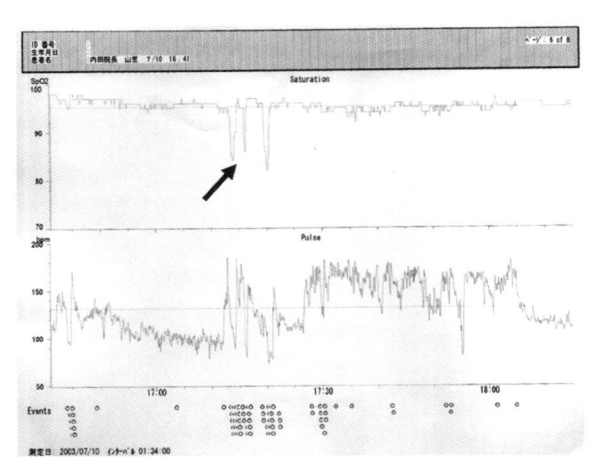

図8　舁き手の動脈血酸素飽和度

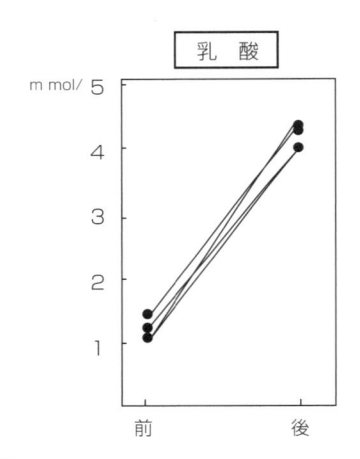

乳　酸

図9　舁き手の乳酸値

　舁き手の交代方法は，背後から棒に舁き縄をかけ，しっかりと握ってから舁き手の肩を軽く叩く．
　叩かれた舁き手はすみやかに舁き縄をはずして山笠から離れなければならない．山笠を舁くときには3割程度の余力を残しておかなければ，交代時には足がもつれあったりして転倒する危険性がある．スムーズに交代ができなければ，一瞬のうちに大怪我につながりスピードも落ちることになる．舁き手が疲れてくると呼吸が苦しくなり顎が上がり始める．台上がりは鉄砲と呼ばれる長さ50cm程度の麦わらを赤い布でくるんで筒状にしたもので，疲れた舁き手に交代を指示する．
　山笠が走る沿道には水が張ったバケツが用意され，舁き手の体と山笠を冷やすため勢いよく水がかけられる．水がかかるとアイシング処置と同じよう

に疲弊した筋肉が瞬く間に回復する，この水を勢水という（図7）．
　図8は舁き手の動脈血酸素飽和度を測定したものである．山笠を舁いているときは極端に酸素飽和度が低下している状態となる．また，図9は山笠を舁く前後の乳酸値を測定したものである．明らかに体内に乳酸が蓄積している．いかに肉体を駆使したお祭りであるかがわかる．

5. 山笠に伴う事故と対策

山笠で最も多い事故は転倒によるものである。ここで重症転倒事例を示す。平成20年7月12日、山笠を舁こうと「表」に入った際、バランスを崩し仰向けで後頭部から転倒し、山笠の下敷きになる直前で引きずり出された。この時、両下肢麻痺により自力で立てないためヘリコプターで搬送された。搬送先で嚥下が困難であったが当院の言語聴覚士の介入により経口摂取は可能となった。

転倒以外にも重大事故がときに発生する。勢いのついた山笠は制御がきかなくなり電柱や壁に衝突することがある。その際、舁き手は舁き縄につかまり一番棒の下に潜り込んで難を逃れるのであるが、山笠との間に挟まれてしまった舁き手は頭部打撲、大腿骨骨折、手指切断などの外傷を負い救急搬送されている。

山笠を舁き終えたその場で役職者が集まり、その日の反省点と明日の注意事項を話し合う（図10）。この内容は、その日のうちに参加者全員に伝えられる。舁き手は直会でお酒を酌み交わし親睦を深める。このとき、自分と同じポジションを受け持つ相手と怪我をしない交代方法や、疲れたときに棒を叩いて合図を送る方法などを確認しあうのである（図11）。直会は経験の浅い舁き手にとっては貴重な情報収集の場であり事故防止につながっている。

櫛田神社では社務所内に臨時救護所が設けられ、舁き手や見物客の怪我や熱中症などの急病人に筆者らが対応している。舁き手の多くが連日の重量負荷で腰痛を訴え訪ねてくる。関節運動学的アプローチ（AKA−博田法）という技術でトップアスリートの腰痛を治してきた経験をもとに、畳の上で腰痛を治し山笠に送り出している。

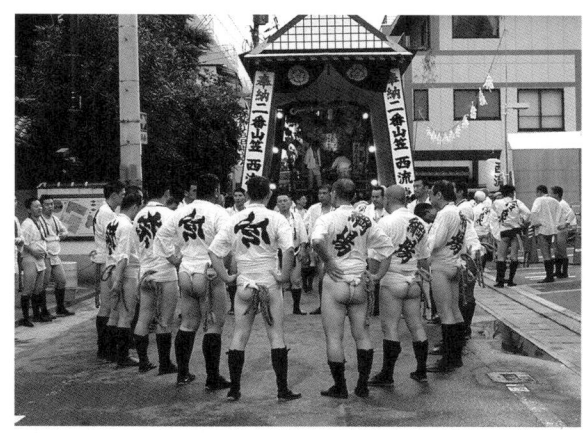

図10 山笠終了後の打ち合わせ

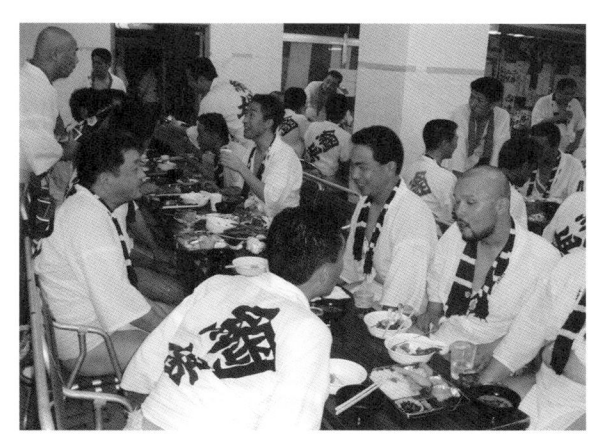

図11 直会

まるで野戦病院のような状態になった救護所の様子が新聞やテレビで取り上げられてから医療ボランティアの協力が増えてきた。第10代博多祇園山笠振興会豊田侃也会長の目指す「安心安全、舁き手も見物客も感動できる祭り」になるよう、これから医療関係者があつまり山笠医学会を立ち上げ、祭りという舞台の裏方として支えていく予定である。

2 長崎くんち

晴海台クリニック　**柴田 茂守**

東京健康リハビリテーション総合研究所　**武藤 芳照**

1. 長崎くんちとは

「長崎くんち」とは，長崎の氏神「諏訪神社」（長崎市上西山町）の秋季大祭で，毎年10月7・8・9日の3日間，長崎の町を挙げて催される伝統行事であり，国の重要無形民俗文化財に指定されている.

寛永11（1634）年，旧暦の9月7日，当時の太夫町の二人の遊女，高尾と音羽の両人が，諏訪神社神前に謡曲「小舞」を奉納し神輿がお旅所に渡御され，8日が大祭，9日に還御されたのが，長崎くんちの始まりと言われている.

「くんち」の語源は，重陽の節句9月9日の「くにち」が「くんち」となり，祭礼の日の意味とした説が一般的である.

踊町（おどりちょう・おどっちょう）と呼ばれるその年の奉納の当番の町単位で，踊り（龍踊りなど）や曳き物，担ぎ物など多種多様な催し物が披露される（**図1**）.

現在，長崎市内に全部で59ヵ町存在し，7つの組に分けられている. 奉納の当番は，7年一巡となっており，長崎くんちの催し物をすべて観るには，7年間，通いつめなければならない.

奉納する場所は，所定の諏訪神社をはじめ中央公園，お旅所，八坂神社で，それぞれの場所に仮設舞台が設けられ，大観衆の面前で集団演技としての催し物を披露する. くんちの観衆は，「モッテコーイ，モッテコイ」（退場した催し物を呼び戻す），「ショモヤーレ」（所望するからもう一つやれ），「フトーマレ」（大きく回れ），「ヨイヤァ」（良い哉）などの掛け声を掛ける独特の約束がある.

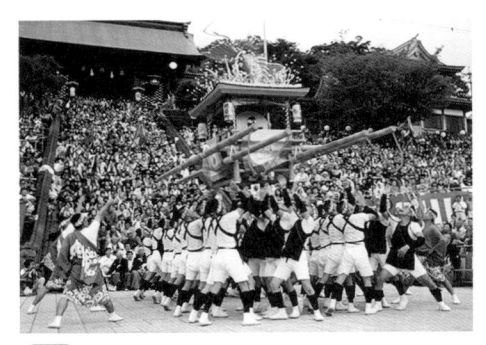

図1 長崎くんちの「鯨太鼓」
（提供：長崎フォトサービス　高原至氏）

また，所定の場所での奉納を済ませた後，市内の事業所や官公庁，各家などに敬意を表して催し物を呈上することで福をお裾分けし，お祝いする「庭先回り」という風習がある. 呈上を受けた家では，「花」の紙を手渡し，後に通常御祝儀とされる「御花」を呈上の御礼として手渡す.

長崎くんちのどこか哀愁漂う独特の旋律の音楽は，「シャギリ」と呼ばれ，笛と〆太鼓を用い，道中・諏訪入り・片シャギリ等，場面により旋律が異なる. 長崎人は，このシャギリの音を聞くと，心ウキウキとして，たまらなくなるという.

2. スポーツ科学からみた長崎くんち

①コンディショニング

スポーツ分野では，ある競技会，試合等に照準を定めて，練習（技術を高める）とトレーニング（体力を高める）などを積み重ねて，その場面で要求される身体能力，精神力，試合運びなどを充実・強化

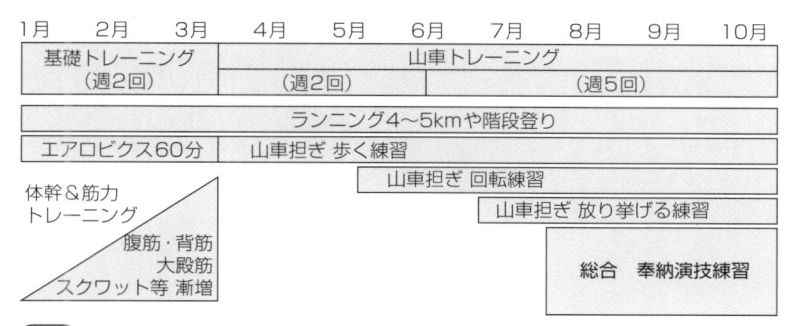

図2 長崎くんちの本番に向けてのコンディショニング
（銀屋町の催し物「鯱太鼓」の事例）

することをコンディショニングと呼ぶ.

　祭礼行事である長崎くんちにおいても, 7年に1度当番となった町を代表として参画する人々は, 日常生活を通常通りに続けつつも, 10月上旬の本番に向けて心身を鍛え, 整えていくことが必要である.

　本番では, 3日間にわたり, 重量物を担いだまま, 前後左右に動き, 走り, 回り, 力強く押し上げるなどのさまざまな運動を行う. それを可能にする全身持久力, 筋力, 調整力, バランス能力を維持・獲得しなければ, 他者と連携した集団演技ができないばかりか, 外傷や重大事故をきたす危険性が生まれる.

　長崎くんちには, 年間の定められたスケジュールがあり, 毎年6月1日の「小屋入り」から始まる. この日から催し物の稽古に入るのだが, 昔は新たに小屋を建て, 身を清めて稽古に専念したので, その名がある. ただし, 実際には, 6月から10月までの4ヵ月のみでは, 本番の3日間の激しくかつ持久的な運動に耐えられる体力・運動能力を獲得するには期間が短い. そのために, それより以前からコンディショニングを実施するのが合理的である.

　例えば,「鯱太鼓」の催し物を奉納する銀屋町では, その年の1月から本格的にコンディショニングを開始し, 9ヵ月にわたり, 技術の練習と体力のトレーニングを継続し, その質と量を段階的に高めつつ本番に向けていく（図2）.

　基礎練習から応用練習, 基礎体力トレーニングから本番に向けた実践的な筋力・持久力のトレーニング, 段階的トレーニング, 漸増負荷の原理などが自然に組み込まれたコンディショニング計画となっている. 創始以来, 380年以上もの長い年月を経て, 試行錯誤を積み重ねて形成された年間計画は, 自ずとスポーツ科学の原理に合致した内容と方法になっているのが興味深い.

②運動量と「祭りの馬鹿力」

　筆者の一人柴田は, 銀屋町の催し物「鯱太鼓」に参画した際, 自身を被験者として, 運動生理学的計測・評価を行った[1]. その結果によれば, 演技中の最大酸素摂取量は, 56mL/分/kg＝16Metsと推定された. サッカーの運動量がおよそ7Metsされており, その約2倍に相当する高強度・激しい運動であることが示された.

　「鯱太鼓」とは, 据太鼓と山飾の組み合わせによる集団演技で, 山飾の上には太鼓とそれを打ち鳴らす3人の子どもたちが乗り込む. 総重量は約750kg, 総勢38名の男衆が担ぎ, 歌と掛け声に合わせて, 前後左右に動き, 走り, 回り, 山飾を天高く放り上げるもので, 一連の動作は約20分間も続く. その運動量がいかに大きいかが, 初めて明らかにされたデータであるが, 今後, さらに多人数についての計測・分析が必要であろう.

表1 長崎くんちの鯱太鼓の一連の訓練（9ヵ月）に伴う健康・体力指標の変化

	前	後	P
体重 (kg)	74.6 ± 8.6	72.9 ± 8.6	$P<0.01$
体脂肪率 (%)	21.3 ± 4.9	18.4 ± 5.6	$P<0.001$
筋量 (%)	31.5 ± 2.7	32.2 ± 3.0	$P<0.01$
担力 (kg)	56.8 ± 16.9	65.6 ± 16.6	$P<0.01$
LDL (mg/dL)	126.8 ± 37.7	115.2 ± 37.3	$P<0.05$
HDL (mg/dL)	58.6 ± 15.0	67.4 ± 16.9	$P<0.05$
TG (mg/dL)	126.8 ± 83.4	131.7 ± 78.3	NS
UA (mg/dL)	7.4 ± 1.5	5.9 ± 1.1	$P<0.001$

また，運動生理学の分野では，掛け声をかけたり，耳の近くでピストル音を聞かせたり，火事・地震などの危急存亡の折には，人間の筋力の心理的限界が上がり，生理的限界に近づくために，発揮できる筋力が通常の場合の最大筋力よりも上回り，それを「火事場の馬鹿力」と称している．

長崎くんちの鯱太鼓でも，「ホーライコ」の掛け声と共に山飾を約1m放り上げるが，掛け声のない場面と掛け声のなされた場面とで酸素摂取量の値の比較をすると，前者が通常の自転車エルゴメーターによる運動時の約1.3倍，後者が約1.6倍となり，掛け声による「祭りの馬鹿力」効果が示された．つまり祭礼の激しい運動時に皆で掛け声を出すことで，より強い体力を発揮させ，見映えを向上させると共に，より安全な実施に結びつけていると考えられる．

3. 長崎くんちの舞台医学的分析

①トレーニング効果

筆者の一人柴田が，長崎くんちの鯱太鼓に参画した男性28名（平均年齢33 ± 6.8歳）を対象に，9ヵ月間一連のトレーニング効果を検証した[2,3]．本番の9ヵ月前の1月（「前」）と本番直前の10月（「10月」）に，身体計測，体力測定，血液検査を実施して前後で比較検討したところ，祭りに参加すること

により，担ぎ手たちの体重，体脂肪率，血中コレステロール，尿酸は有意に低下し，筋量，担力（担ぎ挙げる筋力），血中HDLコレステロールは有意に上昇していた（**表1**）．

すなわち，9ヵ月間の一連のトレーニングを積み上げることにより，体力は向上し，生活習慣病のリスク要因は低減し，健康度も向上することが示唆された．長崎くんちに参加した男衆および関係者の中では，「祭りは男たちを若返らせる」と語られているようだが，それらの言葉を支持する医学的知見と言えるかもしれない．

②外傷・障害

図3は，筆者らが把握・収集できた長崎くんちの

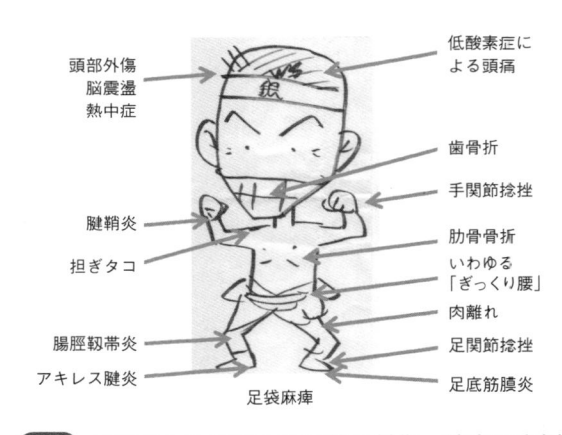

図3 長崎くんちの鯱太鼓に伴う外傷・障害の事例
（イラスト提供：詫摩和彦氏）

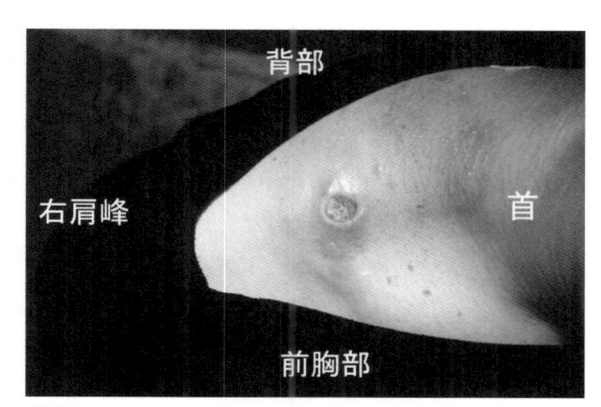

図4　長崎くんちの鯱太鼓の参加者に見られる「担ぎタコ」

（右肩を前方上から撮影）

鯱太鼓に伴う外傷・障害の事例である．トレーニング開始間もない冬季の1〜2月には肉ばなれや打撲等の外傷が多くみられる．初めて参加した新人が気負い過ぎたり，中高年男性が日ごろの運動不足状態から急激な本格的運動を行うことに起因する外傷事例が目立つ．6月頃になると，山飾を使用した週5回の練習も加わり，使い過ぎ障害の事例がしばしば発生する．

練習始めのランニング以外は，基本的に地下足袋を履いて運動するため，足底筋膜炎やアキレス腱炎，スクワット動作の繰り返しによる腰痛・膝関節痛，だし棒を力強く支えることによる手・手関節の腱鞘炎等の障害が多く発生する．

とりわけ，担き手に共通する障害として，肩の「担ぎタコ」がある（**図4**）．大小の差はあるが，ほぼ全ての担き手に見られる．山飾を担ぐことによって生ずるが，見方を変えれば，他のスポーツや専門的職業でも見られる．担ぐことで生ずる身体適応な

のかもしれない．

4. 今後の長崎くんちと舞台医学の発展のために

380年以上も長崎の地で継承され，地元そして国内外の人々に愛され，楽しませてくれる長崎くんち．実に合理的で，科学的な原理に即した準備計画と実施方法は誠に見事である．

しかし，一方，外傷・障害，事故が起きていることも事実であり，それらの低減と予防のために，医学的対応が必要であることは間違いない．

現場としては，神事であるが故に，通常の医学・医療面からの連携・協力体制を構築することは容易でないことは全国各地の長い歴史を有する神事における医学的対応と共通している．したがって，一つ一つの事例を丹念に分析しつつ，そのリスク要因を明らかにして，予防対策に役立てるという地道な研究活動が求められる．

その成果を積み重ねることにより，長崎くんちのより安全な実施と振興に寄与するであろうし，祭りを核とした舞台医学の発展に結びつけられると確信する．

文　献

1）柴田茂守：長崎くんち（祭り）と最大酸素摂取量の関係．心臓リハビリテーション13：5126，2008
2）柴田茂守：長崎くんち（お祭り）における参加者の身体変化に関する検討〜血中アデポネクチンの変化も含めて．第282回日本内科学会九州地方会抄録集．2007
3）Shibata S, Kawano H, Maemura K：Effects of Long-term Physical Training on the Bearers of a Float during the Nagasaki Kunchi Festival. Internal Medicine 56：11-16, 2017

3 YOSAKOIソーランに伴う下肢傷害の特徴と術後リハビリテーションの工夫

札幌医科大学整形外科　**松村 崇史・寺本 篤史・山下 敏彦**

札幌円山整形外科病院 整形外科　**鈴木 智之**

札幌医科大学保健医療学部理学療法第二講座　**渡邉 耕太**

札幌医科大学附属病院リハビリテーション部　**逸見 瑠生**

　YOSAKOIソーラン祭りは，北海道札幌市で6月上旬に5日間にわたって開催される市民参加型の踊り（演舞）を披露する祭りである[1]．1992年に高知県のよさこい祭りと北海道のソーラン節を組み合わせて誕生し，第1回の参加チームは10チーム，踊り手は1,000人，観客動員数20万人であった．基本ルールは，①手に鳴子を持って踊ること，②曲にソーラン節のフレーズを入れることのみである．現在は約270チーム，27,000人の踊り手と約200万人の観客が集う一大イベントとなっている．札幌市内約25ヵ所の会場において，500mの距離を進行しながら踊る「パレード形式」とステージで踊る「ステージ形式」の演舞が行われる．一演舞は約5分であり，その中で審査が行われ，選ばれたチームには

ファイナルコンテストでの演舞や大賞などの各賞が授与される．大賞をめざす上位のチームでは，多彩で難度の高い振付，高い統一性を求められるため，練習量も多く，傷害発生のリスクが高いと考えられる．今回はYOSAKOIソーラン練習中に下肢傷害を受傷し，手術を要した4症例について報告するとともに，YOSAKOIソーラン祭りにおける傷害の特徴を検討する．

1. YOSAKOI歴2年の17歳女性

　以前より右足関節捻挫を反復受傷していた．YOSAKOIを始めてからターン動作時に右足関節捻挫を繰り返し，不安定性を自覚したため，当科を

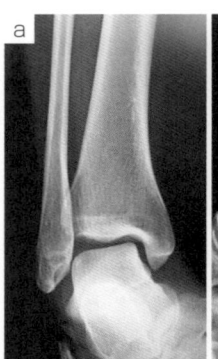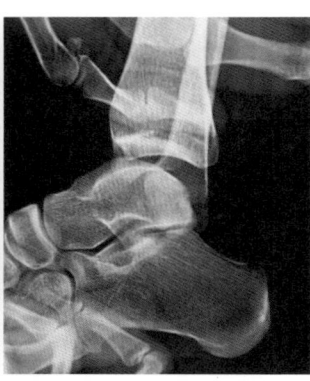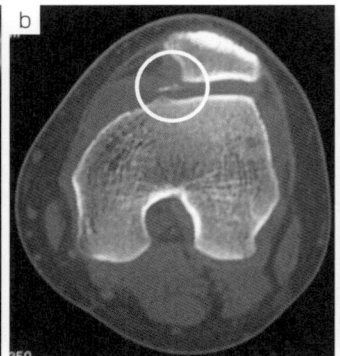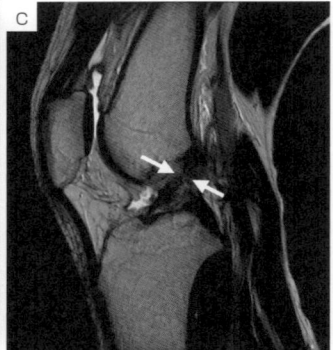

図1 症例1-3の画像所見

a：症例1 足関節前方引き出し，内反ストレスX線像，前方，内反不安定性を認める．
b：症例2 膝関節CT像，膝蓋骨剥離骨片を認める（○印）．
c：症例3 膝関節MRI像，前十字靱帯損傷を認める（矢印）．

受診した．前方引き出しテスト，内反ストレステストが陽性であり，陳旧性足関節外側靱帯損傷と診断した（**図1a**）．足関節の筋力訓練やバランス機能訓練等，理学療法を行ったが，症状の改善が得られなかったため，ブロストロム変法による靱帯再建術[2]を施行した．術後3ヵ月で練習を再開し，4ヵ月で制限なく演舞に復帰することが可能となった．

2．YOSAKOI歴2年の19歳女性

演舞練習中に左へステップを踏んだ際に左膝を捻り受傷した．近医で膝蓋骨脱臼と診断され，ギプス固定されたが，疼痛が改善せず，受傷後4週間で当科を受診した．CTを撮影し，膝蓋骨脱臼骨折と診断した（**図1b**）．膝蓋骨に明らかな不安定性は認められなかったが，膝蓋骨外側の拘縮が認められたため，関節鏡視下に骨片切除と，外側解離術を施行した．術後は通常のリハビリテーションプログラムに加えて，スクワット時に膝外反となる運動姿勢の矯正を行った．術後4ヵ月で演舞の練習に復帰可能となった．

3．YOSAKOI歴3年の21歳男性

演舞練習中にジャンプからの片脚着地の際に右膝外反位となり受傷した．疼痛は改善したが，右膝不安定感が残存したため，受傷後2ヵ月で当科を受診した．ラックマンテスト，ピボットシフトテストは陽性であり，前十字靱帯損傷の診断（**図1c**）で，半腱様筋腱を用いた解剖学的2束前十字靱帯再建術[3]を施行した．術後3ヵ月で右片脚での演舞を避けて練習を再開し，術後6ヵ月で練習に復帰することが可能となった．

4．YOSAKOI歴2年の19歳女性（チームで優秀賞）

演舞練習中にジャンプからの片脚着地の際に左膝外反位となり受傷した（**図2**）．近医で装具治療を行ったが，膝不安定性が残存し，当科を受診した．ラックマンテスト，ピボットシフトテストは陽性であり，前十字靱帯損傷の診断で骨付き膝蓋腱を用いた長方形骨孔解剖学的前十字靱帯再建術[3]を施行した．手術から5ヵ月後にはYOSAKOIソーラン祭りを控えていたため，早期から練習を開始できるようリハビリテーションプログラムを工夫して行った．演舞をビデオ撮影し，振付を細分化して，どの動作で手術した膝関節や再建靱帯への負荷が高いか評価を行った（**図3**）．特に片脚着地やツイスト動作は移植腱への負荷が高いと判断し，術後早期の練習では回避した．前十字靱帯再建術後リハビリとしての筋力強化やバランス訓練などを同時に行い，筋力や姿勢が十分に安定してから片脚着地とツイスト動作の

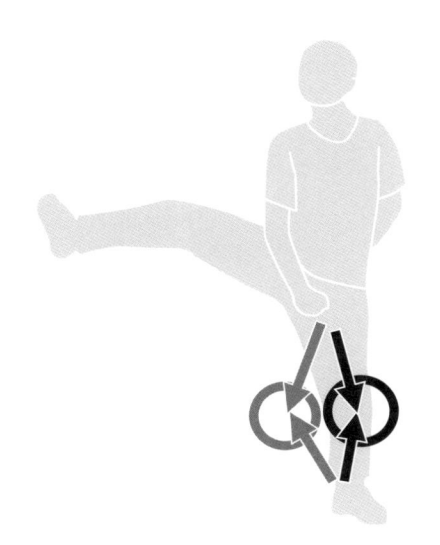

図2 症例4　左前十字靱帯損傷を受傷した振付
片脚ジャンプ着地時に対側股関節を外転する．
黒矢印：着地側は股関節外旋，膝軽度屈曲し，toe-out となる．
グレー矢印：受傷時はこの肢位を保持できず，knee-in，toe-out となった．

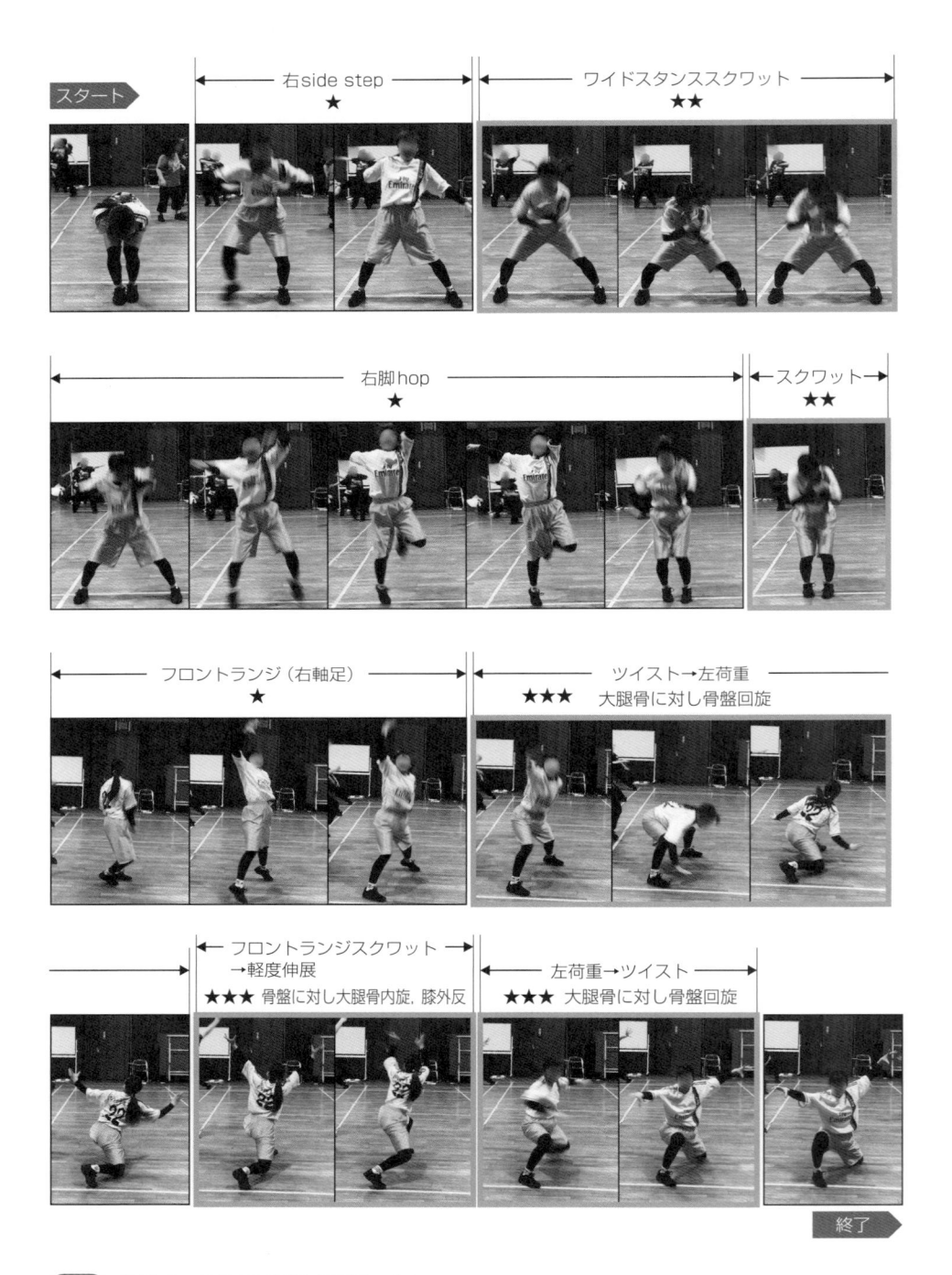

図3 症例4　振付の解析（患側：左）

★　　患側膝関節への負荷がごくわずかである振付.
★★　患側膝関節への負荷が低く，術後初期から許可した振付.
★★★ 患側膝関節への負荷が高く，筋力，バランス運動を獲得してから許可した振付.

演舞を取り入れた．その結果，YOSAKOI ソーラン祭り本番での演舞を完全に行うことができた．

5. 祭りの特性と傷害発生リスクの関係

　YOSAKOI ソーラン祭りは，コンテストの要素が大きい．約5分の演舞を「パレード形式」と「ステージ形式」において，複数回会場を移動しながら連続で行わなければならないため，体力消耗が激しい．そのため，演舞そのものの練習以外に体力訓練も日頃から必要である．急激な練習による疲労は傷害リスクを上昇させると考えられる．YOSAKOI ソーラン祭りのトップチームに対するアンケート調査[4]では，ウォーミングアップやストレッチは行われているが，ストレッチ法の「指導なし」や「適切な指導法がわからない」といった答えが多いと報告されている．さらに，個人に対するアンケートでは，ストレッチを「正しくできる」と回答したのは約30%であり，RICE などの応急処置が「正しくできる」という回答に至っては5%以下であった．YOSAKOI ソーラン祭りでは，ダンス経験者や運動経験者が少なく，指導者による準備運動やストレッチの指導が不十分となっていることが，傷害発生の原因となっている可能性がある．筆者らが経験した下肢傷害受傷者も経験年数が2～3年と少ない一方で，チームとしては成績上位をめざした激しい練習を行っていた若年者であり，経験不足と練習量増加が傷害発生の原因となった可能性が考えられた．

　YOSAKOI ソーラン祭りの演舞は，チームでの統一性が重要となる．そのため，手術後のリハビリテーションについては，早期に可能な動作を理解習得し，早期にチーム全体での練習に復帰することが重要であると考えられる．早期練習を行うためには，振付における危険動作を解析し，危険動作を回避して練習することや，受傷パターンから，運動特性を解析して修正する必要性がある．

　YOSAKOI ソーランの振付は，受傷の原因となる

ターン動作や，ジャンプ着地が多く含まれる．さらには，祭りの特性上，運動未経験者が多いことから傷害発生のリスクは高いと考えられる．スポーツ，特にサッカーにおいては，傷害予防のためのウォーミングアッププログラムであるイレブンプラス[5]を導入し，傷害発生を減少させていることが報告されている．YOSAKOI ソーラン祭りにおいても，傷害発生のリスクを十分に理解し，予防プログラムを充実させていくことが重要である．そのためには，大規模な疫学調査やメディカルチェック，啓蒙活動などの医学的サポートを検討していく必要がある．

まとめ

　YOSAKOI ソーラン祭りの身体運動の特徴と，下肢傷害発生の状況について報告した．受傷者は経験年数が少ない若年者であった．振付を解析した術後リハビリテーションを実施したため早期から部分的な練習が可能となり，祭りに合わせた早期復帰が可能となった．

文　献

1) YOSAKOI ソーラン祭り組織委員会：YOSAKOI ソーラン祭り公式サイト：http://www.yosakoi-soran.jp/
2) Gould N, Seligson D, Gassman J : Early and late repair of lateral ligament of the ankle. Foot Ankle 1 : 84-89, 1980
3) Shino K, Mae T, Tachibana Y : Anatomic ACL reconstruction: rectangular tunnel/bone-patellar tendon-bone or triple-bundle/semitendinosus tendon grafting. J Orthop Sci 20 : 457-468, 2015
4) 梅原圭二，夏目健文，阿部祐子，他：'98 YOSAKOI ソーラントップチームの意識・実態調査―年別・チーム別の比較―．北海道理学療法 16 : 100-103, 1999
5) Nouni-Garcia R, Carratala-Munuera C, Orozco-Beltran D, et al. : Clinical benefit of the FIFA 11 programme for the prevention of hamstring and lateral ankle ligament injuries among amateur soccer players. Inj Prev, 2017（Epub ahead of print）

索 引

英 文

A

B

C

D

F

FPL

G

H

I

J

M

P

S

T

Y

和 文

あ

い

う

え

お

か

はしがき

　私事にわたって恐縮だが，『舞台医学入門』の企画に至る背景と動機をたどると，2つの記憶が浮かびあがる．一つは，中学3年生の折に見た映画『赤ひげ』（山本周五郎原作，黒澤明監督，三船敏郎主演，1965年）．骨太のヒューマニズムを基盤にした，江戸時代の医師と師弟愛，庶民の喜怒哀楽を描いた物語である．この素晴らしい映画に感動した私は，「将来は，映画監督になろう．それがダメなら医師になろう．」と密かに心に決めた．そして，今医師となり40年余りを経た．スポーツ医学，身体教育，転倒予防，学校保健等の様々な分野・領域にまたがる自身の名前の通り，「ムトウ（無党）派」の活動を継続してきた．振り返ってみれば，企画，脚本，キャスティング，スタッフ集め，物とお金の手配，広報等，映画作りと共通の活動を続けてきたようにも思う．その新たな企画が，「舞台医学　Stage Medicine」の構想であった．

　二つ目は，名古屋大学医学部の学生当時，全学の水泳部に所属して水泳三昧の日々を送って，スポーツ医学に興味を持ち始めた頃，名古屋市内の丸善の医学書コーナーで出会ったのが，『スポーツ医学入門』（児玉俊夫，石河利寛，猪飼道夫，黒田善雄著，南山堂，1969年第3版）であった．スポーツ医学の歴史と現状，スポーツと筋，スポーツと神経，スポーツと栄養，疲労，体力，年齢，熱中症，ドーピング等の内容・構成で，運動生理学，体力医学の分野を主体とした組み立てではあったが，興味深く幾度も読み返し，スポーツ医学への意欲をかきたててくれた．そして，その志を胸に，整形外科医の道を選ぶことになった．

　本書は，平成26（2014）年2月7日の第1回舞台医学研究会（於：札幌市）から始まった学術研究活動を基盤に，関連する医学研究と対談記録等を編集・構成してまとめ上げた．学術研究分野，臨床医学領域としての舞台医学は，まだまだ未成熟であることは確かであり，本格的な医学書の形式・内容，質・量の域には達していないであろう．しかし，「入門」の言葉に込められた監修者，編集者，執筆者，出版社の舞台医学という新たな医学分野・領域への開拓の志と，文化芸術への熱い思いは，ぜひ読み取っていただきたい．

　本書を手にした医学と舞台芸術を志す若者たちの記憶に残る一頁，一行が刻まれていることを希望する．

　最後に，本書の企画を説明したところ即断即決で出版を決済し，編集・制作作業を推進していただいた新興医学出版社 林 峰子 社長に感謝申し上げます．

　2018年2月

武藤　芳照

【監修者紹介】

武藤 芳照 (Yoshiteru Mutoh)

[略歴]

1975年	名古屋大学医学部卒業
1993年	東京大学教育学部教授
1995年	東京大学大学院教授
2009年	東京大学大学院教育学研究科長・教育学部長
2011年	東京大学理事・副学長
2012年	東京大学名誉教授
2013年	日体大総合研究所所長
2014年	日本体育大学保健医療学部教授、日本転倒予防学会理事長
2016年	日本体育大学特別招聘教授
2018年	東京健康リハビリテーション総合研究所所長

[専門]

医学博士．スポーツ医学，身体教育学など．

【編者紹介】

山下 敏彦 (Toshihiko Yamashita)

[略歴]

1983年	札幌医科大学卒業
1988年	米国ウェイン州立大学ポスドク留学
2002年	札幌医科大学医学部整形外科教授
2014年	札幌医科大学附属病院長

[専門]

脊椎・脊髄外科，スポーツ医学，運動器疼痛

田中 康仁 (Yasuhito Tanaka)

[略歴]

1984年	奈良県立医科大学卒業
2009年	奈良県立医科大学整形外科教授
2016年	奈良県立医科大学学長補佐
2017年	奈良県立医科大学スポーツ医学講座　教授（併任）
2017年	奈良県立医科大学再生医学・人工関節講座　教授（併任）

[専門]

足の外科，スポーツ医学，再生医学

山本 謙吾 (Kengo Yamamoto)

[略歴]

1983年	東京医科大学卒業
1998年	米国ロマリンダ大学留学
2004年	東京医科大学整形外科学教室主任教授
2010年	東京医科大学病院リハビリテーションセンター部長兼任

[専門]

股関節外科，生体材料学

© 2018　　　　　　　　　　第 1 版発行　2018 年 4 月 12 日

舞台医学入門

（定価はカバーに表示してあります）

検　印 省　略	監　修　　武　藤　　芳　照
	発行者　　　　　林　　　峰　子
	発行所　　株式会社 新興医学出版社
協力：公益財団法人運動器の健康・日本協会	〒113-0033　東京都文京区本郷 6 丁目 26 番 8 号 電話　03 (3816) 2853　　FAX　03 (3816) 2895

印刷　株式会社 藤美社　　　　ISBN978-4-88002-776-0　　　　郵便振替　00120-8-191625